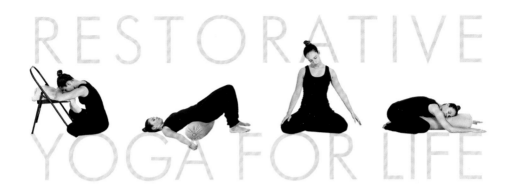

修复瑜伽

〔美〕盖尔·布尔斯坦·格罗斯曼◎著

刘　颖◎译

U0270728

北京科学技术出版社

RESTORATIVE YOGA FOR LIFE: A Relaxing Way to De-stress, Re-energize, and Find Balance
by Gail Boorstein Grossman
Copyright © 2015 by Gail Boorstein Grossman
Simplified Chinese translation copyright © 2023
by Beijing Science and Technology Publishing Co., Ltd.
Published by arrangement with Adams Media, an Imprint of Simon & Schuster, Inc.
Through Bardon-Chinese Media Agency
ALL RIGHTS RESERVED

著作权合同登记号　图字：01-2022-5150

图书在版编目（CIP）数据

修复瑜伽 /（美）盖尔·布尔斯坦·格罗斯曼著；
刘颖译 . — 北京：北京科学技术出版社，2023.1
书名原文：Restorative Yoga for Life
ISBN 978-7-5714-2500-5

Ⅰ . ①修⋯　Ⅱ . ①盖⋯②刘⋯　Ⅲ . ①瑜伽—基本知
识　Ⅳ . ① R161.1

中国版本图书馆 CIP 数据核字（2022）第 148354 号

译　　者：刘　颖
策划编辑：赵丽娜
责任编辑：赵丽娜
责任校对：贾　荣
责任印制：李　茗
出 版 人：曾庆宇
出版发行：北京科学技术出版社
社　　址：北京西直门南大街 16 号
邮政编码：100035
电　　话：0086-10-66135495（总编室）
　　　　　0086-10-66113227（发行部）
网　　址：www.bkydw.cn
印　　刷：北京宝隆世纪印刷有限公司
开　　本：720 mm×1000 mm　1/16
字　　数：250 千字
印　　张：18.5
版　　次：2023 年 1 月第 1 版
印　　次：2023 年 1 月第 1 次印刷
ISBN 978-7-5714-2500-5

定　　价：98.00 元

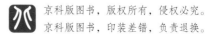

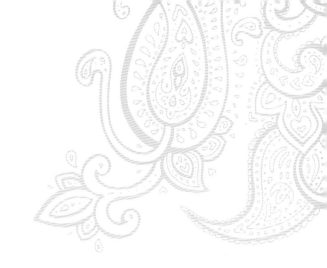

献给 我的母亲和我的阿姨，她们每天都在激励我，帮助我成为像她们一样优秀的人。

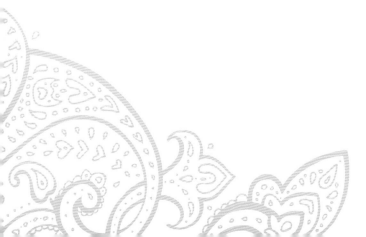

序　言

　　我刚开始练习瑜伽时，从事着一份与现在完全不同的工作。我每天去市区上班，回家还要照顾两个孩子。我的针灸师建议我去学习瑜伽，他告诉我，瑜伽可能有助于解决我的淋巴结肿大问题。起初我去看过医生，而医生告诉我淋巴结肿大没什么可担心的，但我依然坐立不安。直到我知道有一种更好的方式，能够使我与"内在的自我"相互交流，并使自我的感觉越来越好，这种方式就是瑜伽。根据日程安排，我开始每周上一次瑜伽课，但很快我就发现，只要我疏于练习，就会感觉身体不舒服。从那时开始，我便一直坚持到了现在，并最终成了一名瑜伽老师。

　　本书所分享的瑜伽知识都来自我的老师们的传授。多年来，瑜伽正是通过这种方式被分享与传承下来的。现在修复瑜伽领域有很多老师，其中最知名的当属我的老师朱迪斯·拉萨特。1995 年，她撰写了一本名为《放松与修复》的书，这本书对瑜伽学生和瑜伽老师都有莫大的帮助。朱迪斯老师通过教授放松与修复课程，每年培养数百名瑜伽老师。她是一位能够鼓舞人心的老师，一位真正活在瑜伽中的人，同时她还是一位优秀的理疗师。通过瑜伽练习，她多次疗愈了自己，同时也帮助了很多人。我非常幸运能跟随这样一位学识渊博的老师学习。她愿意与人们分享她的瑜伽修习，并坚信这就是她的人生使命、她的"法"（梵文"dharma"）。许多人从这种疗愈性的练习中受益。我也非常幸运能够跟随寇拉·温老师学习，她是朱迪斯老师的长期助教，也是一位非常有天赋的老师。她对修复瑜伽的热爱使我更坚信修复瑜伽能带来诸多疗愈效果。

我希望把修复瑜伽的知识分享给大家，使更多人了解如何从修复瑜伽练习中获益。

正因为有越来越多像我这样的人在分享修复瑜伽的知识，才使修复瑜伽越来越广为人知。希望你享受这次旅程。

盖尔·布尔斯坦·格罗斯曼

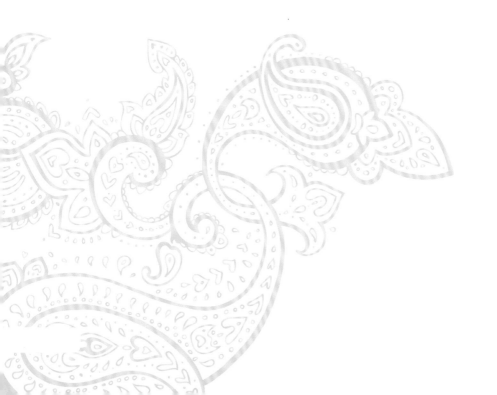

目　录

概　述

"世界上仅有一个地方你一定可以改进，那就是你自己。"

——英国作家　阿道司·赫胥黎（Aldous Huxley）

　　无论你是曾经练习过瑜伽的人，还是一直在规律练习瑜伽的人，或者是从来没有练习过瑜伽的人，都可以从本书中获益。如果你很少练习或从来没有练习过瑜伽，本书将为你提供瑜伽的基本知识，尤其是修复瑜伽的相关知识。如果你已经很熟悉瑜伽，本书会帮你更深入地理解修复瑜伽与一般瑜伽的不同之处。你还可以进一步了解修复瑜伽对各种健康问题的疗愈作用。但无论你是一位瑜伽初学者，还是经验丰富的瑜伽修习者，都会发现修复瑜伽能提高生活质量并延长寿命。修复瑜伽的魅力在于每个人都可以进行练习，而且我建议每个人都应该进行练习。既然你只有你唯一的身体，就应该善待它。

　　那么，到底什么是修复瑜伽呢？

- 它是一种瑜伽吗？

- 它是一种治疗方式吗？

- 它是一种放松方式吗？

　　答案为"以上皆是"，却不仅限于此。

　　众所周知，现代生活的快节奏给我们带来了许多健康问题，而这些问题中的绝大多数源于压力。修复瑜伽侧重于消除压力，它的功效与动态的瑜伽流派相似，但修复瑜伽能够作用于更深的层面。与动态的瑜伽流派相比，修复瑜伽的体式保持的时间更长，因此这些体式可以充分作用于你的身体系统（包括你的内心），从而为你的身心健康带来重大改善。修复瑜伽正在成为一种广受欢迎的瑜伽练习，而且它绝对有受欢迎的理由。

在本书的第一部分中，你会了解修复瑜伽的概念、益处，以及需要的辅具。第二部分主要介绍每个体式的练习步骤，其中详细讲解了进入每个体式的方法。因为修复瑜伽的体式通常需要辅具，其进入时间比一般瑜伽要长。不过，在此之前，你将先学习如何练习呼吸和冥想，因为它们是所有瑜伽练习的基础。请你在进行体式练习时，参照这些呼吸和冥想的练习方法。在第三部分，你将学到针对各种常见健康问题的瑜伽序列。修复瑜伽温和的疗愈方式一次又一次证明了它能有效帮助人们恢复健康。你还会学到如何编排适合自己的序列。

所以，不管你是一位瑜伽初学者，还是经验丰富的瑜伽修习者，又或者只是对修复瑜伽好奇的人，阅读本书都是一个非常好的开始。让我们开始吧！

第一部分

背景知识

"治愈是一个时间问题，但有时候也与时机有关。"

——古希腊医学之父　希波克拉底（Hippocrates）

从古至今，瑜伽形成了很多流派。创始每种流派的瑜伽大师都有各自的目标和追求。那么修复瑜伽是如何起源的呢？本部分将向你介绍这种新兴的瑜伽流派的起源。你还将了解修复瑜伽对身心健康的诸多益处，以及如何通过修复瑜伽使身体更舒适、内心更平静、生活更愉快。但是，仅了解修复瑜伽的知识是不够的，你还需要学习与瑜伽相关的哲学和人体的知识。所以在开始具体的练习之前，请仔细阅读本部分内容，为你以后的练习打好基础。

第 1 章

什么是修复瑜伽

> "像关注外在世界一样关注自己的内在世界。若内在安好，外在便自然顺遂。"
>
> ——作家及演说家　艾克哈特·托尔（Eckhart Tolle）

你可能知道瑜伽有很多流派。如果你是一个喜欢在练习时畅快流汗的人，你可能想去练习动感十足的瑜伽，如阿斯汤加瑜伽或力量瑜伽；还有一种高温瑜伽也会使你大汗淋漓。如果你倾向于练习一种较为缓和的瑜伽，可以尝试哈他瑜伽、克利帕鲁瑜伽或者艾扬格瑜伽。虽然你在这些瑜伽课上也会出汗，但是不会汗流浃背。

本书要介绍的修复瑜伽是一种新兴的瑜伽流派，它不要求练习者快速地从一个体式进入另一个体式，而是借助辅具使体式保持较长的时间。我们都知道，瑜伽不只是一种健身方式，它还能将生存哲学较好地融入体式练习。瑜伽不仅可以增加身体的灵活性和力量，还可以帮你寻求内心的平静，与自我建立深度的连接。

修复瑜伽就是这样一种能让人深度放松的瑜伽，它是静态练习而不是动态练习。在动态的瑜伽练习中，练习者会较快地从一个体式进入另一个体式；而在修复瑜伽中，练习者在辅具的帮助下通常能保持一个体式 5 分钟甚至长达 20 分钟。但是你不必担心，在保持体式的这段时间里，瑜伽毯、瑜伽砖或瑜伽枕会一直支撑着你，确保体式不变形。修复瑜伽的体式与阿斯汤加瑜伽、力量瑜伽或艾扬格瑜伽中的一些体式相似，如后弯体式、前屈体式、扭转体式、倒置体式等。在修复瑜伽中，当你练习这些体式时，将处于完全被支撑状态，这有助于实现一些功效，比如扩张肺部或放松腰部等。同时，修复瑜伽可以帮助你在舒适的状态下"放下自我"（关于修复瑜伽的更多益处，请见第 2 章）。

在瑜伽的任何一个流派中，练习的目的都包括放下自我。瑜伽教会我们要有耐心、有信仰、讲奉献。当你在练习时间和非练习时间都能运用这些所学时，你的内心会更好地适应日常压力，并与你的身体和谐相处。练习修复瑜伽时，你的身体和内心会达到一种平衡，并开始相互"对话"。你会进入深度放松状态。你可以放下那些长期盘踞在你身体中的固有模式，寻找到一种平衡状态，使身体得到疗愈。就像是一朵花，在肥沃的土壤中生根发芽，沐浴阳光雨露，最终绽放出美丽的花朵。而事实上你就是一朵花，需要一个合适的环境绽放，成就最好的自己。修复瑜伽正是那个对你而言合适的环境。

我们总是忽略了其实我们需要时间放松。我们是"人类"，不是"人累"。如果你觉得自己无法放松，那么你比想象中更需要修复瑜伽。训练内心平静需要时间。事实上，有些人认为，修复瑜伽是所有瑜伽中最难的一种，因为保持平静非常困难。你的身体也许处于休息状态，但这并不意味着你的内心也归于平静。当你的内心开始波动时，你要做好准备了。这个时候你需要提醒自己去寻找平静，提醒自己练习瑜伽的目的。你可以把这个过程想象成在训练一只小狗。你让它坐下不动，但是两秒钟之后，它就动了。你尝试重新开始，这一次小狗保持静止的时间可能会稍长一些，直到它终于坐定不动，直到你让它动。修复瑜伽就是这样逐渐帮我们增强静下来的能力，这种能力是每个人都需要的。

每天练习修复瑜伽可以实现最佳功效，但每周练习一次也同样可以产生效果。你还可以将修复瑜伽融入动态的瑜伽练习，给动态的瑜伽练习带来平衡感。我相信，一旦你掌握了修复瑜伽的窍门，就一定会爱上它！

瑜伽小贴士

瑜伽通常需要老师教授，所以当你照着书自助练习时要小心。出现健康问题时，最好咨询一下医生或物理治疗师。本书不能代替医学建议。

修复瑜伽的起源

了解修复瑜伽的起源很重要。修复瑜伽始于 1937 年，是瑜伽大师艾扬格将这种瑜伽体式发展起来的。

艾扬格跟随他的老师（他的姐夫克瑞斯那玛查亚）学习瑜伽。艾扬格少年时体弱多病，是瑜伽帮助他重获健康的。修复瑜伽就是艾扬格在研究具有治疗作用的体式以自我治愈时发展起来的。

艾扬格 18 岁时开始教授瑜伽。他在授课时注意到，学生往往过度用力练习，常常导致受伤和疼痛。在练习传统瑜伽时，练习者容易抱着"没有疼痛就没有收获"的心态，总是挑战自我、追求进步，并常常试图以快速的方式取得进步，这往往会带来伤害。而与传统的动态瑜伽流派相比，修复瑜伽倡导的理念有所不同。在修复瑜伽中，练习者以温和的方式取得进步，不需要抱有竞争心态。在修复瑜伽中，"没有疼痛就是收获"。

基于这种理念，艾扬格将辅具融入瑜伽练习，辅具包括瑜伽枕、瑜伽砖、瑜伽毯、椅子、墙等。这使练习者可以在没有压力的状态下调整、完成体式，并将体式保持得更久，从而有助于练习者从超负荷工作、伤痛或疾病中恢复。

相较于传统瑜伽，修复瑜伽仍是一个相对较新的瑜伽流派，它能够有效解决快节奏生活带来的病痛，从而变得越来越受欢迎。它使身体真正感受到静止带来的疗愈力量。

第 2 章

修复瑜伽的益处

> "最终，真正重要的不是生命中的岁月，而是岁月中的生活。"

—— 亚伯拉罕·林肯（Abraham Lincoln）

修复瑜伽有多重益处。如果你正在承受压力、饱受精神痛苦、遭受身体伤痛或疾病，这种练习可以帮助你疗愈。如果你只是希望继续维持良好的健康状况，那么这种练习也可以帮助你。每个人都希望自己轻松自在，希望回归自己本真的状态，这正是修复瑜伽练习的主要目标。

你可能知道，身体活动和心理活动相互影响，心理的不平衡容易导致身体的不平衡。修复瑜伽练习是一个自我探索的过程，通过内心觉知身体的边界，帮助身心实现平衡状态。当你能更好地连接自己的身体，你就能更好地连接自己的内心，从而发现让你痛苦的问题所在。

瑜伽小贴士

瑜伽的"八支"又被称为"阿斯汤加"（梵语为"Ashtanga"，其中"Ashta"的意思是"八"，"Anga"的意思是"支"）。不要将它与阿斯汤加瑜伽相混淆。阿斯汤加瑜伽是由帕塔比·乔伊斯创立的，"八支"则是由印度圣哲帕坦伽利在数百年前提出的。

概观瑜伽

在探讨修复瑜伽的益处之前，我们先来了解一下瑜伽（任何流派的瑜伽）是如何帮助我们实现身心平衡的。我们可以将瑜伽比作一棵树，这棵树有八条枝（即瑜伽八支）。瑜伽八支是数千年来瑜伽修行者智慧和知识的结晶。每一支本身就是一套瑜伽修习的准则。

第一支和第二支分别为"制戒"和"内制"（二者合起来也被称为"十诫"），它们提供了如何与他人相处、如何保持自律的道德和伦理准则。第三支为"体式"，即瑜伽练习的各种体式。第四支为"呼吸控制"，主要指瑜伽的呼吸法。前四支帮助我们重新定义了我们是谁、如何自处、如何与他人相处，以及如何管理自己的身体。

值得注意的是，瑜伽练习并不是一个线性提升的过程。有时候，我们需要探索我们的内在世界，从而影响外在世界。瑜伽第五支到第八支分别为"制感""专注""冥想"和"入定"，它们会使我们的内在世界更完善。"制感"是指将注意力从感官的感受中收回。当我们将注意力从外界刺激中收回，转向内在时，会对自己有更清晰、更客观的认知。这也会带来更强的专注力，也就是"专注"教给我们的重要内容。如今这个时代，有太多东西分散着我们的注意力（比如各种电子产品），我们很难做到专注。当我们学会专注时，就可以重新训练大脑，使大脑处于可控状态。这种专注会使我们进入"冥想"体验之中。"专注"和"冥想"经常被混淆。事实上，只有你学会使自己专注，才能达到真正的冥想境界。最后一支是"入定"。我们进行瑜伽哲学和体式的修习，就有可能达到"入定"的境界，体验到"极乐"的感受。在瑜伽教义中，"极乐"包含很多层面。但是，简单来说，"极乐"是一种顺流而行的感觉，就像你完全沉醉于某一活动中，忘却了时间和空间。

现在，你已经对瑜伽有了更深入的理解，可以更好地理解修复瑜伽给身心带来的益处了。

瑜伽小贴士

在没有完美地完成瑜伽八支的修习之前，我们能否达到"入定"的完满境界？对于这一问题瑜伽各派别之间仍有争议。密宗派认为，宇宙的一切都是相互关联、相互影响的，所以我们可以在完成八支的修习前达到"入定"的境界。而吠檀多派认为，达到"入定"的过程需要循序渐进，无法在完成八支的修习前达到。你可以阅读一些相关的书籍，进一步研究这些瑜伽派别的思想。

修复瑜伽对身体的益处

我们都喜欢放松的状态，这是一种有利于健康的状态。放松意味着压力或紧张感变小。压力越小，我们的身体就会越舒适，内心就会越平静。无法放松可能会导致身体出现很多疾病，如心脏病、肥胖症、头痛、癌症等，而练习修复瑜伽有助于预防和治疗这些疾病。即使你平时不经常练习瑜伽，偶尔练习修复瑜伽对于促进健康也大有益处。

另外，一些运动容易使身体处于非正位状态，日复一日，身体就容易失去平衡。比如，高尔夫球员往往出现背部和手臂问题。如果我们日常经常重复某个简单动作，也会使身体出现失衡问题。比如，产妇如果经常用一侧胳膊抱婴儿，长期单侧髋关节用力，就会出现背部问题。活动太少的人同样会出现身体失衡问题。比如，长时间伏案工作往往引发耸肩、颈部肌肉僵硬等问题。

对于那些受到中度或重度损伤的人来说，无论损伤是如何产生的，都将使运动变得非常困难。比如，患有肩袖撕裂或网球肘（又称为肱骨外上髁炎）的人几乎不可能练习传统瑜伽。患有慢性病（如关节炎和周围神经病）的人也很难忍受运动带来的痛苦。然而修复瑜伽可以避免运动带来的痛苦，并使身体恢复原有的平衡。修复瑜伽这种静态瑜伽可以使你不费力地保持具有疗愈功效的体式。大部分人不会花时间使肌肉休息和放松。我们会一直使用肌肉，直到有一天，肌肉发出警告。修复瑜伽有助于你放松因过度使用而僵硬的肌肉。

下面简要说明一下修复瑜伽有助于解决的健康问题。在本书的第 6章，你会看到针对不同问题的练习序列。

● **预防疾病**：修复瑜伽可以降低体内压力激素——皮质醇的水平。当我们放松时，皮质醇水平会降低，血压和葡萄糖水平也会随之降低。因此，修复瑜伽对于疾病预防非常有效，可以预防心脏病、糖尿病等。

● **缓解女性生理问题**：修复瑜伽对于孕期、经期和更年期相关问题具有疗愈功效。更年期的很多症状与激素水平变化有关，修复瑜伽有助于平衡激素水平。经期不仅会出现激素水平的变化，还会出现腹胀、腹痛等问题。修复瑜伽能有效缓解这些不适，但经期出血时要避免运动量大的体式和倒置体式。如果你在孕期感觉疲劳或沮丧，修复瑜伽也是很好的锻炼方式，可以安全、有效地帮你恢复能量。但是孕期应避免运动量大的体式、深度扭转的体式、没有支撑的倒置体式，以及屏气。

- **缓解感冒症状**：如果你患了感冒，出现了鼻塞、咳嗽，那么就需要休息了。修复瑜伽可以使你充分休息，其中一些特别的体式还可以缓解鼻窦压力，促进血液循环，使你呼吸更通畅。

- **缓解头痛**：焦虑可能引发头痛，颈椎附近的神经紧张或神经被压迫也可能引发头痛。另外，由于月经的原因，女性比男性更容易出现偏头痛。修复瑜伽有助于缓解头痛。一些可以带来深度放松的体式有助于缓解焦虑引发的头痛；一些能够静态拉伸某些肌肉的体式可能通过缓解肌肉紧张、促进血液流通来缓解头痛。你还可以在头上缠一条大号的弹性绷带，或者把一个沙袋放在额头上，通过增加头部的压力缓解头痛。

- **缓解腕管综合征（鼠标手）**：腕管综合征的发病原因是腕管内正中神经受卡压，常表现为手腕或手部疼痛、麻木或无力。过度使用手腕，比如在电脑前打字，或者其他影响肩膀和手臂保持正位的动作，都可能引发腕管综合征。修复瑜伽中的一些体式可以帮你恢复正确的体态，进而减轻手腕压力。体态方面的小改变可以给身体带来大变化。

- **缓解坐骨神经痛**：坐骨神经被压迫会出现炎症并引发疼痛。疼痛会从臀部开始，向下延伸到整个腿部。修复瑜伽中的很多体式可以通过牵引的方式缓解坐骨神经受到的压力，从而减轻疼痛。

- **缓解脊髓损伤的症状**：脊髓损伤可能是由于脊柱中的某些肌肉纤维受损，导致一定程度的肌肉功能丧失。修复瑜伽的体式和呼吸法对于改善肌肉功能很有帮助。

- **减脂**：当高强度有氧运动的减脂效果不佳时，修复瑜伽可能会起到意想不到的效果。如前文所述，修复瑜伽可以降低体内的皮质醇水平。当皮质醇水平降低时，体内葡萄糖的生成量会随之减少。葡萄糖会转化成脂肪，尤其是腹部脂肪，进而引发其他疾病。因此，当你降低了压力水平，减少了葡萄糖的分泌后，你的体重可能会下降。

- **带来更多能量：** 我们通常低估了休息的作用。很多人处于睡眠不足状态，却还要喝含有咖啡因的饮料提神醒脑，这样一来，夜晚就更难入睡，于是进入了"犯困—提神—睡不着—犯困"的恶性循环。当你练习修复瑜伽时，虽然你实际上并没有入睡，却能放松神经系统，使身体进入休息状态。一个简单的 20 分钟靠墙倒箭式练习就可以使你精力更加充沛。

- **术后恢复：** 由于修复瑜伽能使人充分休息，从而恢复能量，因此一些特定的体式和序列有助于术后恢复。

瑜伽小贴士

你一定听说过椎间盘突出。椎间盘的各组成部分尤其是髓核的突出压迫到脊髓或者脊神经根，引发的疼痛会从后背一直向下延伸到脚，或者从颈部扩散到手臂。患有椎间盘突出症的人不宜练习动态瑜伽，但是可以练习修复瑜伽。你可以在感觉舒适的前提下练习修复瑜伽的体式。

身体疼痛与修复瑜伽

疼痛是最好的老师。我患腰椎间盘突出症期间，曾一直对自己说，"我要找到原因"。在康复的过程中，我学习了很多关于椎间盘突出的知识，以及如何通过修复瑜伽进行治疗。我把这些亲身体验传授给了我的学生。是疼痛本身成就了我，使我成了一名更优秀的瑜伽老师。

损伤和疾病会导致身体上的疼痛——这是你无法控制的，尽管如此，你仍然可以决定如何对待或回应疼痛。别让疼痛控制你！你比自己想象的更有力量。如果你了解了如何减少"疼痛反应"（即你的感觉、情绪，对疼痛的想法，以及你采用的应对机制等），就可以把疼痛降至你可以控制的程度。此外，当你找到导致身体反复疼痛的根本原因、了解了加剧疼痛的因素，并解决了这些根本问题之后，你将得到真正的疗愈。修复瑜伽是一把打开疗愈之门的钥匙，它通过教你学习放松和"放下"、学习减少疼痛反应来开启疗愈的旅程。

另外，修复瑜伽可以有效促进整体健康。当你的身体整体状态良好时，局部问题往往也会迎刃而解。所以很多时候，我们可以用修复瑜伽治愈某些部位的疼痛，而不需要针对这些部位制订特定的练习方案。

修复瑜伽对心理的益处

瑜伽对心理的益处有完备的记载。比如，它可以帮你建立正念，从而使你做出更恰当的生活选择、生活得更快乐；还可以使你变得更有耐心、人际关系变得更好。修复瑜伽可以带来与其他瑜伽流派相同的益处，与此同时，它的一些特定体式也会给心灵带来更多益处。因为修复瑜伽的体式需要保持较长的时间，在这段平静的时间里，你可以深入审视你的内心，探索身心之间的连接。在保持体式的这段时间里，专注于你的呼吸可以缓解压力，带来很好的疗愈效果。

减压

在这个繁忙的社会，人们时刻处于高压之下，以致患上各种疾病。充分的数据表明，人在压力之下更容易生病。压力会造成饮食失调，导致肥胖、消瘦或溃疡等。压力也是导致高血压的主要因素之一。压力还会导致焦虑或神经系统紊乱。

赫伯特·本森（Herbert Benson）博士是美国马萨诸塞州的一位心脏病专家，他在马萨诸塞州总医院创立了本森亨利身心医学研究中心。他研究过"放松反应"，即观察人在通过一些方式进行放松时，身体和内心会发生怎样的变化。放松反应研究向人们阐释了修复瑜伽等放松方式是如何使人受益的。修复瑜伽会作用于副交感神经系统，帮助人减慢心率、降低血压、放松肌肉，最终进入美好的平静状态。

如果你正饱受焦虑之苦，表明你过于关注未来而不是当下，可能出现心悸等症状。修复瑜伽可以帮你立足当下，但我建议你不要过多地练习后弯体式，因为这些体式可能会增加焦虑。

实现能量平衡

修复瑜伽有助于实现身体的能量平衡，从而使我们获得健康。当我们在瑜伽中谈论能量时，阿育吠陀和脉轮是两种适用的系统或哲学。了解它们对于我们练习本书第二部分的体式和第三部分的序列非常重要。下面我们简要讲解一下阿育吠陀和脉轮。

阿育吠陀

阿育吠陀的意思是"生命的科学"，是数百年来印度教知识与智慧的结晶。与中医一样，阿育吠陀疗法也是一种整体疗法，将人作为一个整体进行治疗，以消除疾病的根源，而不仅仅是"头痛医头，脚痛医脚"。

阿育吠陀追求人体的平衡，以使人达到健康状态。在阿育吠陀的智慧中，每个人体内都存在 3 种督夏（梵语 doshas，意为构成世界的重要能量），分别为瓦塔（Vata）、皮塔（Pitta）和卡法（Kapha），它们各有特质。每个人体内占主导地位的督夏决定着这个人的"体质"。当督夏平衡时，人就会处于健康状态；当督夏失衡时，就会引发疾病。修复瑜伽的体式会影响体内的督夏。了解每种督夏的特质并评估个人的体质，有助于制订有针对性的修复瑜伽练习计划。比如，如果你体内的某种督夏失衡，可以通过练习特定的体式恢复平衡。

- **瓦塔（风元素占主导地位）**：瓦塔是一种不太稳定的督夏，容易失衡。当瓦塔处于平衡状态时，人的创造性较强。当它失衡时，人的情绪会变得不稳定。瓦塔失衡的典型表现是焦虑、胃口时好时坏、排气、腹胀、便秘、皮肤干燥等。

● **皮塔（火与水元素占主导地位）：** 皮塔影响着消化系统、身体热量和新陈代谢。皮塔占主导地位的人头脑聪慧敏锐。他们通常是工作狂，但是当皮塔失衡时，他们有可能变得尖酸刻薄。皮塔体质的人容易出现溃疡或炎症，也容易出血、出现瘀伤或患高血压。

● **卡法（土与水元素占主导地位）：** 卡法是一种稳定而松弛的督夏。卡法占主导地位的人通常体重较重，但是身体强壮，性格沉稳踏实。他们很贴心，充满爱心且乐于助人。但是卡法一旦失衡，他们可能变得行动迟缓、缺乏动力。卡法体质的人最常见的问题是患糖尿病或抑郁症。

将阿育吠陀理念应用于修复瑜伽是非常有帮助的，你会在第二部分每个体式的讲解中看到代表这 3 种督夏的图标，提示该体式对于每种督夏有什么影响。在你尝试将阿育吠陀理念融入修复瑜伽练习之前，需要先评估一下你的督夏构成（体质）并对其进行深入的了解。如果可能的话，你可以请一位阿育吠陀医生为你进行督夏构成的评估，或者在网上寻找相关资源，进行线上测试。

脉轮

"脉轮"听起来很深奥，但如果你了解了其中的学问，就能学会平衡自己的能量了。我们的体内共有 7 个主要脉轮，它们沿身体的中线上下运行。

每一个脉轮负责一部分身体功能，同时掌管着我们的情绪。脉轮会随着能量的流动像轮子一样运转。当脉轮通畅时，能量可以顺畅地流过，掌管该脉轮的部位就会呈现平衡的状态。当脉轮不通畅甚至"卡住"时，能量不能顺畅地流过，与该脉轮相关的部位便呈现失衡状态。瑜伽体式可以打通脉轮，恢复平衡的能量流动。当你阅读本书第二部分时，就会看到每个体式处都有图标，告诉你该体式有助于打通哪个或哪些脉轮。你可以运用这些知识，根据自己当天的感受选择合适的体式。

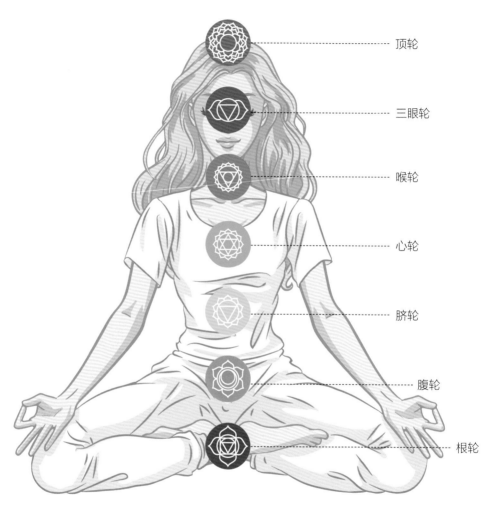

顶轮

三眼轮

喉轮

心轮

脐轮

腹轮

根轮

7 个主要脉轮

- **根轮（海底轮）**：第一个脉轮是根轮，它位于脊柱的根部，是骨盆的底端。根轮如同身体的"船锚"，稳固你的身体和情绪。根轮的能量与人最基本的生存需求相关，如饮食、睡眠和稳定感。如果这个脉轮失去平衡，你可能会逃避需要解决的问题或产生恐惧感。开髋的体式对于平衡这个脉轮特别有帮助。

- **腹轮（真知轮）**：腹轮位于盆腔，它掌管着生殖器官，因此也影响着人的欲望。当能量顺畅地流经这个脉轮时，你不仅能够安抚自己，也能享受感官的愉悦。当腹轮的能量被阻断时，你的身心可能会出现一些问题，并且很难摆脱这些问题，从而使你的正常生活受到干扰。开髋的体式和前屈体式可以帮你打通这个脉轮，使你发觉深层次的欲望。

- **脐轮（正道轮）**：脐轮掌管着新陈代谢，当它出问题时，身体可能会出现消化系统相关的症状。另外，你的身体活力和个人能量都会在这里扎根并流动。当脐轮畅通无阻且洁净时，你能够实现个人的目标，无论这个目标是什么。当这个脉轮的能量受阻时，你可能在追求目标的过程中，表现出过于激进的野心和自私的行为。扭转体式可以极大地帮你打通阻塞的脐轮。

- **心轮（仁爱轮）**：心轮位于胸部中央，是爱、同情心和信仰的所在。这个脉轮掌管着肺部，与空气元素相关，也是情感体验流动的"中央车站"。心轮一旦被阻断，你心中的爱就会被不安全感、孤独感和绝望所取代。后弯体式有助于打开这个脉轮。

- **喉轮（大同轮）**：喉轮掌管着你的语言和听觉系统，也与你的内分泌腺有关。这个脉轮的作用是确保你能够真实地表达自己，并倾听别人的内心想法，从而能够率真、坦诚地与他人交流。练习打开喉咙区域的体式（如鱼式）有助于激活这个脉轮。

- **三眼轮（宽恕轮）**：瑜伽修习者认为，头部存在"第三只眼"，大致位于两眉心之间。这只额外的"眼"与你的身心发展有关。当这个脉轮通畅时，你的意识可以在其中自由流动，你能够与自己的直觉保持联系。三眼轮也影响着垂体（人体最重要的内分泌腺）。呼吸练习对这个脉轮有益。你将在本书第 4 章中了解更多有关这个脉轮的知识。

- **顶轮（自觉轮）**：顶轮是最后一个脉轮，被誉为脉轮系统之冠，它掌管着灵性的启蒙和提升。瑜伽修习者认为，思想是顶轮的表现形式。如果顶轮极其活跃，你可能会认为自己是思想或精神领域的精英；如果顶轮不够活跃，你可能会缺乏灵性并多疑，从而阻断你灵性的滋养。冥想是清理顶轮的最好方式。由于修复瑜伽需要长时间保持某个体式，这正好为你提供了充足的时间练习冥想。如果你头脑混乱，在练习体式的同时练习冥想，并将两者有机结合，将会是修复身心健康的最好方式。

综上所述，修复瑜伽是恢复身体功能和维持身心活力的有效途径。了解上述知识有助于你深入地探索适于自身的练习。

第 3 章

练习场地和辅具

"你的手掌张开、合拢，再次张开、合拢。若你总是紧握拳头或摊开掌心，你将感到麻木。你最深刻的存在，正是在那每一次微小的伸展与收缩之间，开与合是如此完美地平衡与协调，宛若鸟儿的翅膀。"

——13 世纪诗人　鲁米（Rumi）

现在你已经知道了什么是修复瑜伽，也了解了它如何帮你找到身心的平衡。那么练习修复瑜伽时需要准备什么呢？需要使用各种辅具，以确保你在练习时得到支撑并感觉舒适。在这一章中，你将了解练习修复瑜伽所需的辅具，以及如何使用这些辅具。除此之外，你需要一个能使你感觉安心和舒适的场地进行练习。本章将介绍如何准备一个适合练习修复瑜伽的场地。毕竟，如果你在练习过程中总是担心有人突然闯进来，或你的手机不停地响起，干扰你的练习，你将很难完全静下心来充分伸展身体。下面让我们来看看需要为练习修复瑜伽准备什么吧。

练习场地

为练习修复瑜伽准备场地，首要应该考虑舒适性。你需要打造一个能够真正帮你放松的空间，以下是几个需要注意的要点。

- 确保练习场地的光线尽量暗一些。光线太亮会刺激你的视觉，使你无法平静下来。

- 尽量减少噪声。确保你所在的场地尽量不受外界的噪声干扰。可以播放一些使人放松的音乐。但请记住，即使是最使人放松的音乐，当你专注于聆听时，也会产生思绪，使你不能进入彻底"放下"的状态。要确保练习场地没有可能分散你注意力的声音。

- 保持房间温暖，你的穿着也要尽量保暖，可以多带几件衣服。因为当你感觉寒冷时，就无法放松自己。另外，放松时你的体温会随之下降，因此最好提前做好保暖。

- 摘下手表。手表象征着你对时间的依赖，为了能够真正放下一切，彻底放松自己，练习的时候不要戴手表。你可以用一个提示音优美的计时器代替手表，提醒你每个体式保持的时长。

在准备场地时，请记住，我们不可能远离所有的干扰，只要尽可能避开外部世界的打扰就可以了。关掉你的手机，给自己足够的放松时间。

辅具

修复瑜伽是一种需要很多辅具的练习方式。辅具可以帮助你在体式中完全放松，真正"放下一切"。其中一些辅具较为常用，可满足不同的需求，有些辅具则较少用到。

瑜伽砖

在练习修复瑜伽之前，确保你手边至少有两块瑜伽砖。瑜伽砖的材质可以是软木、实木或泡沫，我建议使用高密度泡沫瑜伽砖，因为这种瑜伽砖比其他材质的更耐用。如果直接放在身体上，也比软木的或实木的更柔软。瑜伽砖可以帮助你支撑起身体的某些部位，容易使用又不占空间。瑜伽砖一般有大、中、小3种尺寸。我建议使用的尺寸为 10 cm × 15 cm × 23 cm。

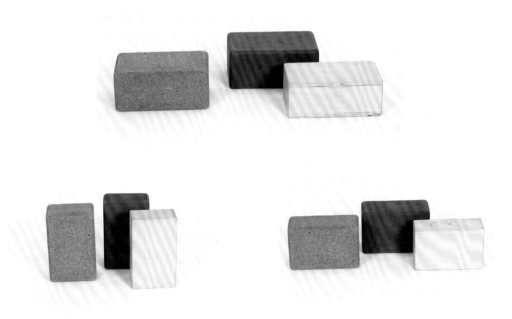

瑜伽砖

瑜伽垫

瑜伽垫是大多数瑜伽练习的基本配置，它可以在坚硬的地板上起到缓冲作用。在练习站立体式或需要椅子辅助的复杂体式时，瑜伽垫还可以防滑。如果你没有瑜伽垫，也可以使用大毛巾或者毯子。

瑜伽枕

瑜伽枕是修复瑜伽的主要辅具之一，可以帮你在保持体式的过程中休息。如果你在练习时有方块形瑜伽枕和圆形瑜伽枕各一个，那就再好不过了。如果没有，也可以根据需要，用折叠的瑜伽毯来代替。方块形瑜伽枕的尺寸大概为 20 cm × 68 cm × 82 cm，圆形瑜伽枕的尺寸大概为 23 cm × 66 cm × 88 cm。如果你想用折叠的瑜伽毯来代替瑜伽枕，了解这些数据很重要。你在练习时可以交替使用这两个瑜伽枕，只要感觉舒适即可。

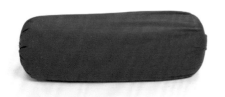

圆形瑜伽枕

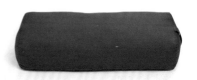

方块形瑜伽枕

瑜伽毯

在练习修复瑜伽时，瑜伽毯可以充当靠垫，也可以用来保暖。传统的瑜伽毯是由羊毛制成的，也有一种墨西哥毯子，是由棉或棉毛混纺制成的。瑜伽毯的尺寸最好为 190 cm × 132 cm，如果你打算使用家中的毯子，最好接近这个尺寸。

毯子能够帮助你在体式中放松。你也可以用毯子将自己包裹起来，就像被包在褓襁中一样，这可能会使你在潜意识中认为自己回到了婴儿时期，感觉自己是被呵护的，自然而然地产生放松的感觉。毯子还可以为你提供全部或部分支撑。或者如前面讲的，叠起来作为瑜伽枕使用。毯子的用途非常多，因此你有必要了解它的使用方法。以下是毯子的几种主要用法，适用于本书后文中提到的体式和序列。

- **展开**：展开毯子，将其平铺在地板上作为垫子，也可以盖在身上。

- **沿短边对折**：如果你感觉瑜伽垫不够软，可以将毯子沿短边对折，来增加垫子的厚度。

- **叠成方块形**：下面的很多形状都是从这个基本形状折叠而来的。将毯子沿短边对折，再沿新的短边对折即可。

- **叠成长方形**：将叠成方块形的毯子沿长边对折。

- **叠成小方块形**：将叠成方块形的毯子沿短边对折。

- **叠成短卷**：将叠成方块形的毯子沿短边卷成卷。

- **叠成长卷**：将叠成方块形的毯子沿长边卷成卷。

- **叠成手风琴状**：将叠成方块形的毯子沿短边以风琴折的方式，上下反复折叠 3 ~ 4 次。

- **叠成头靠枕形**：将叠成方块形的毯子沿短边折叠，但两端要错开约 15 cm。为了使其更具支撑性，你可以把支撑颈部的毯子一端折叠或卷一下，以支撑第七节颈椎。

- **叠成长条形**：将叠成长方形的毯子再沿长边对折。

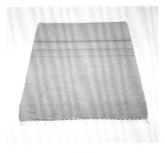

展开

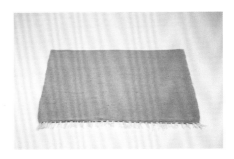

沿短边对折

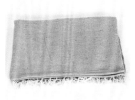
叠成方块形

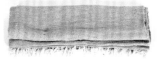
叠成长方形

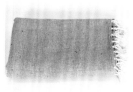
叠成小方块形

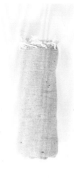
叠成短卷

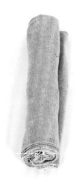
叠成长卷

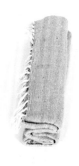
叠成手风琴状

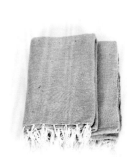
叠成头靠枕形

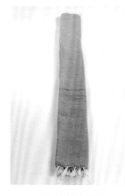
叠成长条形

伸展带

在瑜伽练习中，我们经常使用伸展带，以增加身体的伸展幅度。在修复瑜伽的练习中，伸展带还可以增加稳定性，使你在保持伸展时更易进入休息状态。因此，伸展带是修复瑜伽不可或缺的辅具之一。25 cm长的伸展带用途最为广泛。不过，即使没有买到合适的伸展带，你也可以使用其他手头有的东西替代，比如，家中的旧领带。

椅子

当你练习修复瑜伽时，椅子可以帮你保持很多体式。一般的折叠椅或特制的无靠背瑜伽椅都是较为理想的选择，因为它们的座位非常平坦。无靠背瑜伽椅比一般的折叠椅更好用，许多瑜伽用品专卖店均有售。如果你使用的是一般的折叠椅，一定要确保椅子的牢固性。如果你觉得椅子无法支撑你的全部重量，就很难放松。在某些情况下，椅子可以代替瑜伽枕或墙壁。

沙袋

沙袋在修复瑜伽练习中被用来"接地"，也就是把沙袋放在身体的某个特定部位，以增加这个部位的承重。"接地"是练习中很重要的部分，有助于增强支撑感，从而使身体放松、促进疗愈。如果你不想购买专用的瑜伽沙袋，也可以使用枕套装 4.5 千克左右的大米来代替。

眼枕

眼枕对于所有修复瑜伽的体式都具有良好的辅助作用，它有助于遮挡光线并放松眼睛。在练习中使用眼枕，可以使你感受到更深度的放松，特别是在练习瑜伽休息术时。瑜伽休息术通常是练习时的最后一个体式。我们可以通过这个体式把前面练习过的所有体式带来的能量封存在身体中，使身体真正吸收这些能量。

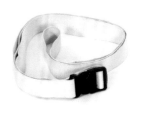

伸展带

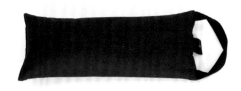

沙袋

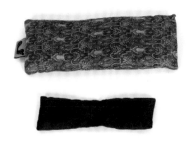

眼枕

头巾

传统的瑜伽头巾看起来像一条医疗弹性绷带。它通过紧紧缠绕在头部产生压力，这种压力会帮你平静下来并进入放松状态。瑜伽头巾主要用于针对头痛、头部紧张的体式，可以随时使用。

墙壁

本书中的一些体式需要墙壁辅助。实际上，墙壁也是修复瑜伽的主要支撑工具。你可以在家中找出一块墙壁，专门用于练习修复瑜伽，这样你可以反复使用这块墙壁，甚至一走到这面墙壁前，就会产生一种"归属感"。

利用身边的可用之物

家中的物品也可以充当辅具。比如，沙发靠垫和枕头可以作为瑜伽枕；领带可以作为伸展带；书本可以作为瑜伽砖；擦脸的小毛巾可以作为瑜伽眼枕；普通的家用大毛巾或者毯子可以作为瑜伽毯。你不需要购买市场上所有的瑜伽辅具，可以根据实际需求进行添加。关键是保证练习时的舒适，当你感觉舒适时，就能得到更好的疗愈。

在家中打造一个可供你反复使用的场地是必要的，你可以把辅具放在这个场地中触手可及的地方，这样当你感觉疲劳时，就可以在辅具的帮助下顺利完成一些复杂的体式。但是，即使你手边没有辅具，或者在旅途中，也可以充分利用身边的物品辅助进行修复瑜伽的练习，进而享受修复瑜伽带来的益处。

现在，你已经知道如何为瑜伽练习做准备了，让我们开始练习吧！

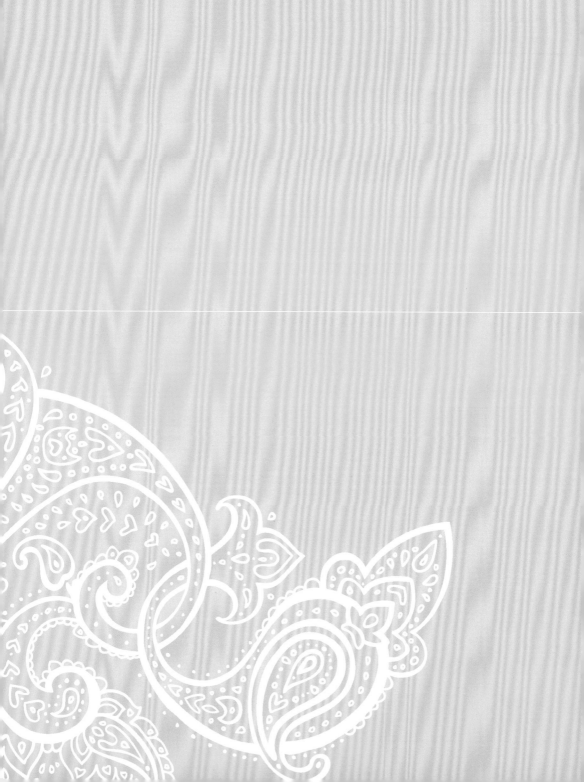

第二部分

开始练习

"我们的身体往往是我们的自传。"

——美国艺术家、诗人　弗兰克·吉利特·伯吉斯
（Frank Gelett Burgess）

　　本部分主要讲解修复瑜伽的体式，这些体式可分为热身练习、后弯体式、扭转体式、前屈体式、倒置体式和结束体式。热身练习可以帮你平静下来；后弯体式可以打开身体前侧，为身体注入能量；扭转体式可以将体内的毒素挤压出去，进而调节内脏器官功能；前屈体式可以使身体前侧关闭，使人平静和舒缓；倒置体式可以使整个身体达到平衡状态；结束体式用来整合之前练习的所有体式。

　　不过，本部分会先用一个章节详细讲解各种呼吸法和冥想法。当你进行体式练习时，呼吸法和冥想法有助于你彻底"放下"生活中的纷扰，并将体式带来的益处封存于体内。

　　在本部分和第三部分，你还会看到一些关于帕坦伽利《瑜伽经》的内容。《瑜伽经》包含 196 条经文，这些经文是瑜伽修习过程中总结出来的智慧。我经常发现，一旦学生开始练习瑜伽体式，就开始寻找与内在自我的深度连接，也因此开始研究瑜伽哲学，以实现自我的成长。这些经文对于练习瑜伽具有很大帮助。

　　现在，让我们开始修复身心，使其焕然一新吧！你只需要准备好辅具，静下心来，完全放松。

第 4 章

呼吸与冥想

> "无论过去、现在还是将来，所有的表象与你的内在相比都微不足道。"
>
> ——美国诗人、散文家　拉尔夫·沃尔多·爱默生
> （Ralph Waldo Emerson）

呼吸法

帕坦伽利将"呼吸控制"视为"瑜伽八支"之一。练习呼吸控制可以为我们带来生理与心理层面的益处，使身心恢复平衡，实现疗愈的功效。在修复瑜伽中，呼吸练习和体式练习同样重要。

练习呼吸控制有多种方法，在这一章中，你将学习到基础的呼吸法。掌握这些呼吸法并掌握将它们应用于练习中的时机，有助于你在修复瑜伽练习时产生显著的效果。你可以单独进行呼吸法的练习，也可以与体式同时进行。经常进行呼吸法的练习，会使呼吸控制成为自然而然的习惯。当你需要时就可以顺利地将呼吸控制与体式结合起来。

提示：如果练习方法不正确，呼吸控制会产生不良影响。不过本书与你分享的呼吸法都较为简单，即使没有专业老师指导，也可以自行练习。

定心呼吸法

　　下面你将学习通过呼吸控制来帮助自己定心。练习修复瑜伽时，首要的就是定心。定心就是使你专注于此时此地正在做的事。当你定心时，就能更安于当下，并且更清楚身体的感受。例如，你能辨别出疼痛的具体部位。掌握了这些信息，你就会更了解自己的哪些部位需要多加注意，从而利用后面的体式和序列制订一个私人专属的修复瑜伽练习计划。

　　当你进行定心呼吸法的练习时，要关注自己身体的变化，感知是否有不适感。

1. 舒适地坐在椅子或地板上。如果你坐在椅子上，请尽量坐在座位的前部，使坐骨接触到座位。同时不要向后靠在椅背上，确保脊柱伸直。如果你坐在地板上，需要用瑜伽毯或瑜伽砖将臀部垫高，确保臀部高于膝盖。如果你很难挺直脊柱，可以靠墙坐。

2. 将注意力集中在呼吸上。吸气时，让意识跟随呼吸进入鼻腔；呼气时，让意识跟随呼吸呼出鼻腔。一开始，你也许只能将注意力集中在空气进出鼻腔的那一刻。如果觉得舒适的话，可以闭上眼睛，这样可以更专注。也可以选择低下头，轻柔地凝视地面。

3. 随着呼吸练习的继续，你会感受到气流进入肺部，从而使意识与肺部建立连接。实现充分的呼吸是练习的最终目标。在感觉舒适的情况下，尽可能深深地吸气，再深深地呼气。刚开始进行练习时，你可能会产生一些不适。如果你感觉焦虑，可以缩短吸气时间，将注意力集中到延长呼气上。尝试练习满 5 分钟。

　　想要搞清到底哪里出现了不适，必须安静下来倾听。有时候进行一个简单的"自我审视"就可以确定不适之处。以下是可供参考的自问自答清单。

- 哪个部位感觉不适？
- 这种不适感是何时出现的？
- 不适感持续了多久？
- 一天中的哪个时段不适感最明显？
- 有没有咨询过专业人士？有何建议？

　　用本子记录下你的答案，并读给自己听，看看你对自己的不适感了解多少。当你进行进一步练习时，想一想以上问题的答案，思考哪些体式最能让你受益。

觉知呼吸法

觉知呼吸法的梵文是"Apa Japa"，意思是"对呼吸保持觉知"。这种呼吸法可以通过对呼吸的觉知实现对身体的觉知。通过这种呼吸练习，你会感知有紧张感的部位。你可以在练习修复瑜伽的体式之前或者在练习过程中采用这种呼吸法。

1. 以舒适的姿势躺下，或者坐在椅子或地板上。可以将一个折叠的毯子垫在身下使自己更舒适，或者靠墙坐使背部得到支撑。调整到舒适的姿势后，闭上眼睛。
2. 将注意力集中到呼吸上。当你专注于呼吸时，应保持自然呼吸，避免呼吸模式变得与平时不同，这正是觉知呼吸法的难点所在。你可以闭上眼睛，但是如果感觉不适，也可以稍微向下看，轻柔地凝视地面。
3. 专注于吸气和呼气的长度。
4. 注意感受与呼吸有关的部位。感受气息通过鼻腔进入肺部，感受气息使肺部充盈。在一呼一吸的过程中，感受肋骨的扩张和收缩。
5. 练习至少 2 分钟。

腹式呼吸法

　　腹式呼吸法有时也被称为"横膈膜呼吸法"或"膈式呼吸法"。这是一种更深入的呼吸，有助于锻炼腹部肌肉，使它们打开得更充分，以便吸入更多的氧气。你可以坐着或躺着练习，不过躺着练习可以更充分地感受练习效果。

1. 以舒适的姿势躺下，或者坐在椅子或地板上。将一只手放在腹部，另一只手放在胸口。
2. 用鼻子深吸气，感受放在腹部的手被慢慢顶起。呼气时，感受手随着腹部的收缩慢慢回落。在这个过程中，尽可能保证放在胸部的手不上下起伏。可以闭上眼睛，但如果感觉不适，也可以稍微向下看，轻柔地凝视地面。
3. 按照以上方式继续练习。充分感受空气在体内的流动。
4. 练习至少 2 分钟。

屏息呼吸法

　　用屏息呼吸法进行练习时将暂时屏住呼吸（也就是屏息）。这可以使意识更加清晰。这种呼吸练习带来的平静感受，正是冥想练习必备的感受，可以以此为起点来寻求自我的平静。

1. 以舒适的姿势躺下，或者坐在椅子或地板上，用腹式呼吸法深深地吸气，吸气后马上屏住呼吸，直到必须呼气时。可以闭上眼睛，但是如果感觉不适，也可以稍微向下看，轻柔地凝视地面。
2. 深深地呼气，将气体呼出后马上屏住呼吸，直到需要再次吸气。
3. 练习至少 2 分钟。

瑜伽小贴士

不要长时间屏气，只要感觉到一呼一吸的间隔就可以了。

喉呼吸法

喉呼吸法也被称为"胜利呼吸法"，它是通过收缩喉咙（专业术语为"声门"）来实现的。这种呼吸法能够使身体由内向外地温暖起来，还能够影响大脑的神经突触的连接。我告诉学生，用喉呼吸法练习时，呼吸的声音应该像《星球大战》中黑武士达斯·维德的呼吸声或者像海浪拍打沙滩的声音。

第一种练习方式

1. 以舒适的姿势坐在椅子或地板上，确保喉咙不要过分打开或收紧。可以选择任意辅具支撑自己，只要感觉舒适就好。

2. 先张开嘴巴练习喉咙收缩：将一只手放于张开的嘴巴前，对着手呼气，就像对着一副眼镜哈气一样。可以感受到呼出的气是温暖的。最难的部分是吸气，在吸气时尝试像呼气时一样收缩喉咙。可以闭上眼睛，但是如果感觉不适，也可以稍微向下看，轻柔地凝视地面。

3. 在张嘴练习几次之后，闭上嘴巴。尝试只用鼻呼吸，同时保持喉咙收缩，练习大概 1 分钟。

> **瑜伽小贴士**
>
> 喉呼吸法对于解决多种问题都有帮助，如缓解失眠、减轻压力，在语无伦次时使你冷静，在紧张时使你放松。唯一不建议使用喉呼吸法的场合是练习瑜伽休息术期间，因为这时喉咙也应得到放松。

第二种练习方式

1. 以舒适的姿势躺下，或者坐在椅子或地板上。吸气时默数 2 个数，呼气时默数 4 个数。

2. 一边默数一边呼吸。大概练习 30 秒后，吸气时默数 3 个数，呼气时默数 6 个数。

3. 确保默数的节奏不会使你感觉焦虑。如果可以的话，练习至少 5 分钟。

瑜伽小贴士

喉呼吸法有助于平复交感神经系统，激活副交感神经系统。交感神经系统控制身体的"战或逃"反应，当出现"战或逃"反应时，身体就会产生皮质醇；副交感神经系统负责"休息和消化"，被激活后可以减少皮质醇的分泌，防止健康受损。

鼻孔交替呼吸法

鼻孔交替呼吸法有助于平衡左右脑。在瑜伽思想中，右侧被认为是阳性的一侧，利用太阳的能量（被称为"Ha"）。左侧被认为是阴性的一侧，利用月亮的能量（被称为"Tha"）。哈他（Hatha）瑜伽由此得名。人在呼吸时，左右侧鼻孔会交替主导呼吸。鼻孔交替呼吸法可以"瞒过"我们的大脑，使它不知道目前是哪一侧鼻孔主导呼吸，这样气流就可以均匀地流过两侧鼻孔。当你进行鼻孔交替呼吸法的练习时，大脑和神经系统会实现平衡，从而也更容易进入冥想状态。

1. 以舒适的姿势坐在椅子或地板上。放松左手并将其放于左腿上。
2. 举起右手，将食指和中指放在"第三眼"的位置，也就是两眉之间，或者将食指和中指向掌心弯曲。轻轻地将无名指和大拇指放在鼻子两侧、鼻翼硬骨与软骨交界的位置。你可以闭上眼睛，但是如果这让你感觉不适，也可以稍微向下看，轻柔地凝视地面。
3. 用两个鼻孔呼气和吸气。吸气后，轻轻压住鼻子，关闭鼻孔。再放开左侧鼻孔，只用左侧鼻孔呼气。
4. 用左侧鼻孔再次吸气，接着按住左侧鼻孔，松开右侧鼻孔呼气。
5. 用右侧鼻孔再次吸气，接着按住右侧鼻孔，松开左侧鼻孔呼气。
6. 至少练习6轮，每一轮中左右鼻孔各呼吸一次。
7. 放松双手并将其放于双腿上，恢复正常呼吸。

瑜伽小贴士

我们的身体中有三条主要的气脉，也被称为能量通道，它们贯穿于我们的身体。正中的能量通道为"中脉"，使能量从脊柱底部向上升直达头顶。另外两条分别为"左脉"和"右脉"，分别源自左侧和右侧，并沿中脉交错上升。左脉被认为代表阴性，右脉被认为代表阳性。

清凉呼吸法

清凉呼吸法，顾名思义有清凉降温的功效。要想理解这种呼吸法的原理，最好的方法是观察一只小狗。小狗喘气时，会张开嘴吐出舌头给自己降温。练习时，将舌头想象为一根吸管，使舌头的两侧向内卷起。但不是每个人都能卷起舌头，平伸舌头也可以。

1. 以舒适的姿势坐在椅子或地板上。伸出舌头，可以将舌头卷成吸管状，也可以平伸。

2. 吸气，使空气沿着舌头进入身体。吸气后，收回舌头，闭上嘴，用鼻子呼气，你会感觉到凉爽。也可以闭上眼睛，但如果感觉不适，也可以稍微向下看，轻柔地凝视地面。

3. 当需要凉爽降温时，可以用此呼吸法进行练习，每次练习 1~2 分钟。

冥想法

心是很难驾驭的，因为我们总是会同时出现多种思绪。下面的冥想法有助于静心。

云朵冥想法

　　这是一种简单易行的冥想法，每个人都可以轻松地想象出云朵的样子。云朵可以或快或慢地漂浮，思绪也是一样。思绪与思绪之间的空隙越大，内心就越容易平静。

1. 以舒适的姿势躺下，或者在椅子或地板上坐下。可以把一条毯子折叠成长方形垫在身下使自己更舒适，或者靠墙坐使背部得到支撑。调整到舒适的姿势后，闭上眼睛，引导意识向内收。

2. 练习冥想时，心中可能会涌现出许多思绪，要找到思绪之间的空隙。当每一种思绪浮现时，可以想象将此思绪放到一片云朵上，然后看着云朵慢慢飘远。

3. 如果经常进行练习，就会发现思绪之间的空隙越来越大，之后不需要在云朵上放那么多思绪了。

4. 先尝试练习 5 分钟，之后再逐渐增加至半小时。

吸管冥想法

当你专注于呼吸时，冥想有助于身心建立更深的连接。将脊柱想象为一根吸管，将一呼一吸想象为用吸管吸液体。吸气时，仿佛吸着吸管使液体顺吸管而上；呼气时，仿佛松开吸管使液体流回杯底。

1. 以舒适的姿势躺下，或者在椅子或地板上坐下。可以把一条毯子折叠成长方形垫在身下使自己更舒适，或者靠墙坐使背部得到支撑。调整到舒适的姿势后，闭上眼睛，引导意识向内收。
2. 想象自己正坐在一个充满白光的水池中（参见下文"白光冥想法"）。
3. 想象脊柱是一根吸管。吸气时，仿佛正将白光从脊柱的底部一直向上吸。呼气时，仿佛使白光从脊柱的吸管中流回来。
4. 先尝试练习 5 分钟，之后再逐渐增加至半小时。

白光冥想法

　　白光被认为是具有清洁和疗愈功能的光。用白光冥想法进行练习时，可以想象自己体内有白光，并将其引导至身体需要治疗的部位。无论是身体的特定位置疼痛，还是正在接受癌症治疗，都可以使用白光冥想法。它可以和针对癌症的序列（详见第三部分）结合一起来使用。另外，无论任何时间、任何地点，只要需要都可以使用白光冥想法。

1. 以舒适的姿势躺下，或者在椅子或地板上坐下。可以把一条毯子折叠成长方形垫在身下使自己更舒适，或者靠墙坐使背部得到支撑。调整到舒适的姿势后，闭上眼睛，引导意识向内收。
2. 想象身体疼痛部位或癌细胞所在的位置。
3. 想象白光将疼痛部位或癌细胞包围起来，并将它们消灭得无影无踪。
4. 跟随白光的轨迹。在消除了一处疼痛或癌细胞后，白光会移动到下一个病灶。
5. 持续进行这种练习，直到感觉体内所有的疼痛或癌细胞都被消除。
6. 先尝试练习 5 分钟，之后再逐渐增加至半小时。

持咒冥想法

持咒冥想的力量非常强大，可以使内心专注于默念的咒语。咒语
"Hum Sah"的意思是"我即是彼"，是一种将你与世界连接起来的美好
方式，使你避免因纠结于小我而忽视了更大的世界。"Hum Sah"听上
去像是呼吸时发出的声音，你无须大声念出来，只在内心听到即可。

1. 以舒适的姿势躺下，或者在椅子或地板上坐下。可以把一条毯子折
   叠成长方形垫在身下使自己更舒适，或者靠墙坐使背部得到支撑。
   调整到舒适的姿势后，闭上眼睛，引导意识向内收。
2. 吸气时默念"Hum"，呼气时默念"Sah"。
3. 也可以同时将呼吸想象成一束白光，沿着脊柱上下移动。
4. 先尝试练习 5 分钟，之后再逐渐增加至半小时。

引导词冥想法

　　你所默念的引导词不一定是一种语言。可以选择自己喜欢的词语（引导词），使其在冥想中不断重复。比较常用的引导词有"爱"或"平静"，当然也可以选择其他能使你产生共鸣的词。

1. 以舒适的姿势躺下，或者在椅子或地板上坐下。可以把一条毯子折叠成长方形垫在身下使自己更舒适，或者靠墙坐使背部得到支撑。调整到舒适的姿势后，闭上眼睛，引导意识向内收。

2. 吸气时，对自己说出引导词；呼气时，重复说一次。

3. 先尝试练习5分钟，之后再逐渐增加至半小时。

> **变式**
>
> 　　引导词冥想法还有另一种方式，即不按照呼吸的节奏重复引导词，只是简单重复，比如重复"平静、平静、平静、平静……"。可以想一想这个词在你的生命中意味着什么，用你的身心去感受它的意义。

瑜伽休息术

　　瑜伽休息术是一种非常详尽、系统的练习方式，可以帮你进入深度放松状态。你的意识会被引导着简单地"扫描"身体的某一个部位，再迅速移至下一个部位。你可以提前朗读下面的步骤并录音，练习时可以直接播放录音，这样就不需要把这些步骤背下来了。因为练习时一直想着步骤，就很难放松。

1. 躺下，调整到舒适的姿势后，闭上眼睛，引导意识向内收。
2. 使意识集中在脚部，放松整个脚部。再使意识上移，来到腿部。先放松小腿、胫骨、膝盖、大腿和臀部；再放松腰部、腹部、胸部和肩膀；接着放松手臂、手掌和手指。感觉整个手臂都是放松的，让这种放松的感觉从手臂延伸到肩膀。接着放松颈部，放松脸部的每一块肌肉，放松头皮。感觉整个身体完全贴于地面，释放所有存留的紧张感。
3. 重复一遍上述步骤，认真检视身体的每个部位，这一次要更加细致。比如，当放松手部时，告诉自己要先放松右手的小指、无名指、中指、食指和大拇指，再放松左手的小指、无名指、中指、食指和大拇指。
4. 一次真正的瑜伽休息术可能需要一个多小时，可以先尝试练习几分钟，之后再逐渐增加练习时长。

第 5 章

体 式

"瑜伽提供了一个发现自我的绝佳机会。"

——美国瑜伽名师　杰森·克兰德尔
（Jason Crandell）

Restorative Yoga for Life

现在你已经熟悉了瑜伽的呼吸和冥想技巧，这些将有助于接下来进行修复瑜伽的练习。下面让我们了解一下修复瑜伽的各种体式吧。这些体式有助于放松，或从疾病或损伤中恢复，获得平衡与健康的感受。值得注意的是，从本章选择体式进行练习时，并不存在固定的模式，可以一次只练习一个体式，也可以根据当天自己身体的需要或感受，选择几个体式的组合进行练习。你也许会发现，每个体式都会给你的身体和情绪带来不同的感受。关注这些感受，并思考这些感受来自哪里。这种感受对练习很有帮助，有助于你凭借直觉进行练习，拥有治愈自己的智慧。你练习这些体式的次数越多，就越能发现能与自己产生共鸣的事物，从而使自己达到需要的平衡状态。为了帮你实现这个目标，本书第三部分将这些体式编成序列，帮你进一步解决身体或情绪方面的问题。

在练习这些体式时，请注意每个人的身体是不同的，请根据自己身体的健康水平和灵活程度选择体式，一些体式可能比较具有挑战性、很难完成。因此，本书提供了各个体式的变式，帮助你舒适地完成每个体式。花一些时间研究最适合你的练习方式。允许自己尝试，不要急于求成。请记住，练习中你需要一定的支撑感和舒适度，以实现完全放松状态。也许只需要多加一个毯子或者一块瑜伽砖就能实现。你可以随意尝试各种辅具，直到你在体式中感觉舒适为止。

体式练习提示

在开始练习本章的体式之前，你需要先对自己的相关情况进行思考，比如你的身体极限，在身体和情绪方面需要关注的内容，以及你所追求的目标。同时还要知晓自己应避免的情况。

经常阅读下列提示，会帮你进行自检，确保从修复瑜伽练习中获得最大益处。

- 如果一个体式使你感觉疼痛，请马上停止这个体式。
- 出现情绪不适有时是练习中的正常现象。

- 练习时保持呼吸顺畅。
- 利用辅具来支撑或抬高身体，身体不要过度用力。
- 最初练习某个体式时可能会感觉困难，但练习久了就会觉得容易。
- 给自己足够的时间练习，一个体式至少保持 5 分钟。
- 安静、温暖、昏暗的环境非常重要，有助于你感受真正的放松。
- 在进入体式后，花些时间进行调整，使你感觉舒适。舒适是最重要的原则。为确保舒适，你还可以换用自己感觉更舒适的辅具，比如用长方形的瑜伽枕代替圆柱形的瑜伽枕，改变毯子的折叠方式，甚至可以用折叠后的毯子代替瑜伽枕。也可以根据需要随时添加或减少辅具。确保所有体式和辅具适合你的身体状况。
- 身上盖一条毯子可能使你感觉更放松。还可以将更多的毯子和眼枕放在触手可及的地方，以方便练习中随时取用。即使体式中没有特别指定需要使用眼枕或毯子，你也可以根据自身需要使用。
- 务必摘下手表，可以使用计时器，这样你就不用一直考虑时间问题。可以给计时器设定一个舒缓不刺耳的提示音。
- 在进入序列练习之前，确保你已经完全了解了每个体式的要点。

瑜伽智慧

保持体式稳定而轻盈。

说明

本章每个体式的介绍中都指出了受益的脉轮。脉轮是身体的能量中心，每个瑜伽体式都会激活相应的脉轮。

每个体式旁边还有表示督夏的 3 种符号，你会看到英文字母 V（瓦塔）、P（皮塔）和 K（卡法）。字母的旁边还有符号 "="、"+" 或 "–"。"=" 表示这个体式可以使这种督夏平衡，"+" 表示这个体式可以增加这种督夏，"–" 则表示这个体式可以减少这种督夏。这些信息可以帮你根据自己的督夏失衡情况选择适合的体式进行练习。无论你属于哪种督夏类型，都可以从平衡瓦塔的体式中获益。

热身练习

　　热身练习可以使我们放松，做好准备使身心真正融入正式练习中。下面这些热身练习可以使你对呼吸和练习环境（包括练习中用到的辅具）产生觉知，从而建立连接。可以从以下练习中选择几个进行热身，如果你有需要特别放松的部位，可以选择相应的练习。

仰卧手抓脚式

所需辅具：
- 瑜伽垫；
- 1条伸展带；
- 墙壁（可选）；
- 1条瑜伽毯（叠成头靠枕形，可选）；
- 1块瑜伽砖（可选）。

受益脉轮：根轮、腹轮

督夏平衡：K+、P+、V=

这个体式可以帮你打开并拉伸**背部、髋部及腿部**。在动态的瑜伽体式练习中，你需要保持单腿稳定站立，才能完成这个体式；而在修复瑜伽中，你是躺着完成这个体式的，因此更容易完成。

做法

1. 平躺下来，伸直双腿。如果需要，可以用双脚抵住墙壁以保持稳定。如果你需要支撑，可以将毯子叠成头靠枕形放在头部下方。

2. 弯曲右腿，使其靠向胸部。双手分别抓住伸展带的两端，将伸展带放置到右脚的横弓处。放好后伸直右腿，直至与地面垂直。如果背部不舒服，可以弯曲左腿，用脚掌踩地。保持这个姿势2分钟，使拉伸动作发挥作用。如果你保持不了这么久，保持至少1分钟（图a）。

3. 用右手抓住伸展带的两端，右腿向右侧打开。如果需要，可以在右侧髋部旁边放一块瑜伽砖进行支撑。保持这个姿势至少1分钟（图b）。

4. 使右腿回到竖直伸展的姿势，换左手抓伸展带。将右腿拉向左侧。如果需要，可以把一块瑜伽砖放在右脚下方进行支撑。不过右脚不一定要靠近地面或放到瑜伽砖上，只要感受到充分的拉伸就可以。保持这个姿势至少1分钟（图c）。

5. 换左腿，重复上述动作。

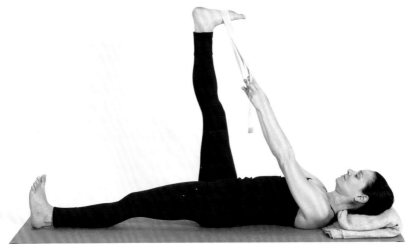

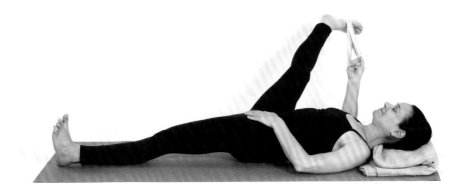

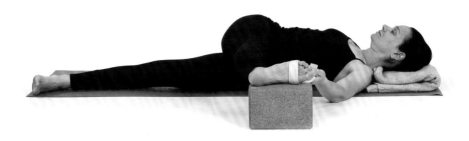

颈部拉伸

受益脉轮：喉轮

督夏平衡：K-、P+、V+

所需辅具：

● 瑜伽垫；

● 1把椅子（可选）。

这是一个非常有益的拉伸练习，可以帮你缓解颈部紧张状态。人们常做的绕颈运动其实并不安全，而颈部拉伸练习是脊骨神经科医生认可的动作。

做法

1. 舒适地坐在椅子或地板上。伸展脊柱，微微低头，使下巴朝向胸部（图a）。

2. 将头偏向右侧，使右耳贴近右肩。保持这个姿势进行几次呼吸。此时你可以向左侧伸展左臂以加强拉伸（图b）。

3. 将头摆正，保持低头姿势（图c）。将头偏向左侧，重复上述动作。

4. 将头摆正并抬起。

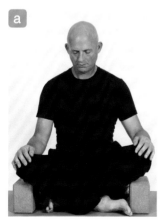
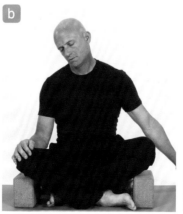
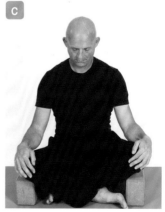

脚抵墙猫 / 牛式

受益脉轮：根轮、腹轮、顶轮

督夏平衡：K–、P+、V+

所需辅具：

- 瑜伽垫；
- 墙壁；
- 1 条瑜伽毯（叠成头靠
  枕形，可选）。

这个体式可以帮你锻炼下腹部肌肉，增强你的下肢力量，并有助于锻炼腰部。腰部紧张或者下半身出现相应问题的人在热身时，可以通过这个体式缓解不适。除此以外，这个体式不需要使用手和膝盖，对于手腕或膝盖有问题的人来说，比做传统的猫 / 牛式更容易。

瑜伽小贴士

这个体式是缓解背部紧张的好方法，尤其是对于一天都在伏案工作的人来说。

做法

1. 仰卧在地板上，用脚掌抵住墙壁。

2. 使臀部靠近墙，这样就可以弯曲膝盖。此时的姿势看起来像仰面"坐"在椅子上。如果需要，可以把叠成头靠枕形的毯子放在头部下方以支撑颈部。

3. 倾斜骨盆，使背部完全平贴于地板（图 a），再向反方向倾斜骨盆，使腰部形成拱形（图 b）。重复做 3 次，在做动作的同时保持呼吸。呼气时倾斜骨盆，使背部平坦（猫式）；吸气时反方向倾斜骨盆，使腰部拱起（牛式）。

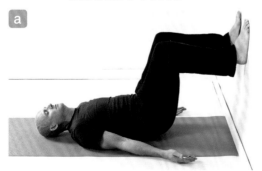

手触墙下犬式

受益脉轮：腹轮、根轮、脐轮、心轮、三眼轮

督夏平衡：K+、P+、V=

所需辅具：

- 瑜伽垫；
- 墙壁或椅子。

　　这个体式可以有效增强手腕力量，打开肩部、背部和腿部。如果你的手腕有问题，或者不想让手部承受太大压力，可以借助墙壁来做下犬式，这样有助于缓解压力。这个体式对孕妇也非常有益，体位的改变可以缓解孕期的压力。

做法

1. 双手扶在墙上或椅背上，向后退并俯身，直到上半身与地面平行。使双脚位于髋部正下方。双手分开与肩同宽，并与上半身成一条直线。

2. 必要时继续向后移动，确保双脚与髋部上下成一条直线。低头使头部处于两臂之间。

3. 保持这个姿势至少 2 分钟，使身体有足够的时间缓解紧张。

4. 慢慢走向墙壁或椅背，站直身体结束这个体式。

瑜伽智慧

　　当你能够区分虚幻与现实、瞬间与永恒时，你离瑜伽的终极目标就不远了。

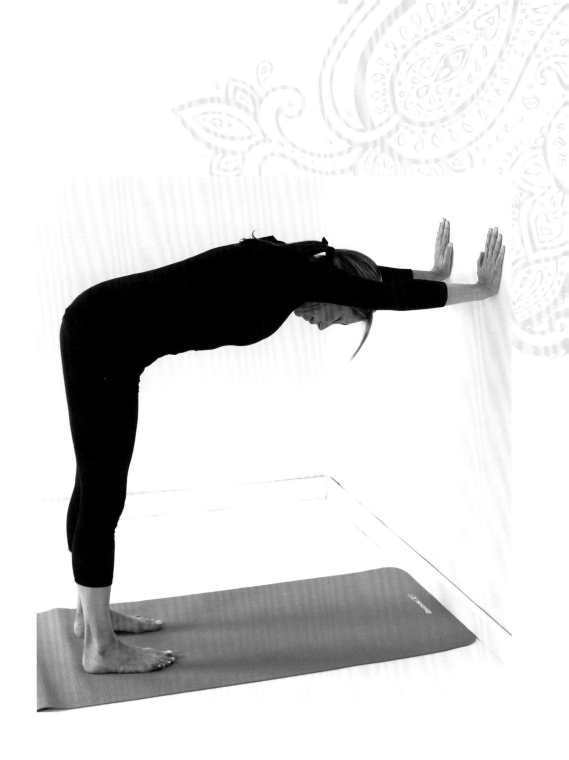

手触墙半三角前屈式

受益脉轮：根轮、腹轮、脐轮、心轮

督夏平衡：K+、P+、V=

这个体式可以放松并打开腿部和腰部。如果你的小腿或大腿后侧的肌群紧绷或者腰部有问题，务必要练习这个体式。借助墙壁或椅子练习体式的最大好处是更安全，大多数人都可以练习，即使血压有问题的人也可以练习（如果你有高血压，那么你不适合练习倒置体式，因为这种体式会使头部位置低于心脏位置，给头部带来不必要的压力）。

所需辅具：
- 瑜伽垫；
- 墙壁或椅子。

做法

1. 双手扶在墙上或椅背上，使右脚距离墙壁或椅子大约 30 cm，左脚位于右脚后方，距离右脚大约 90 cm，与右脚前后成一条直线。
2. 伸直双臂，抵住墙壁或椅子。向下俯身，直到上半身与地面接近平行。保持手臂与上半身成一条直线。必要时继续向后调整站位，确保手臂完全伸直。保持这个姿势 1 分钟。
3. 交替双脚的位置。使左脚在前，右脚在其后方 90 cm。

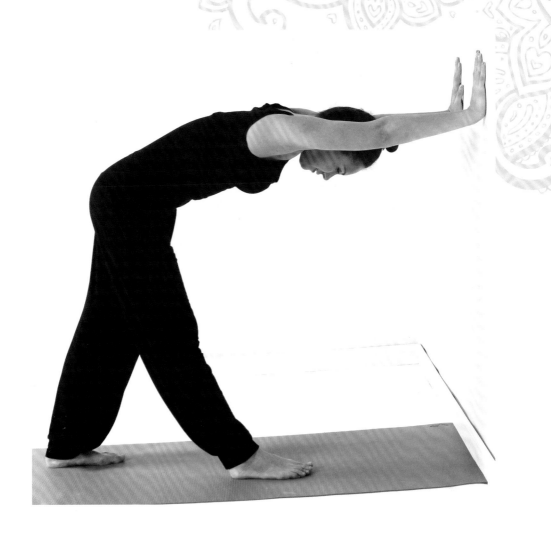

　　所有前屈体式都要从髋部开始弯曲身体，且要始终保持背部伸展。大家在做前屈体式时，经常直接从腰部向前弯曲，这是有害无益的。另外需要注意的是，如果你有腰部疼痛、坐骨神经痛或椎间盘问题，练习前屈体式时一定要微曲膝盖以保护背部。切记我们在前文中强调的"没有疼痛就是收获"。

坐姿扭转式

受益脉轮：脐轮

督夏平衡：K-、P+、V+

所需辅具：

- 瑜伽垫；
- 1 条瑜伽毯（叠成长方形或小方块形，可选）。

扭转可以有效地锻炼腹部（核心）肌肉。这些肌肉支撑着脊柱，并保护着腹腔内的器官。这个特别的体式可以打开核心肌群并伸展脊柱。特别要注意的是，如果你有椎管狭窄或椎间盘突出等问题，或者已经怀孕，不建议练习这个体式。

体式 1

做法

1. 盘腿坐在垫子上。如有需要，可以把瑜伽毯叠成长方形或小方块形垫在臀部下面，使自己更舒适。

2. 将左手放在右膝上，右手放在身后。用左手臂帮助脊柱伸展。吸气时伸展脊柱，呼气时增强扭转。保持这个姿势至少完成 3 次深呼吸（图 a）。

3. 交替盘腿姿势，将原来放在地面上的那只脚放到另一只脚上面。将右手放在左膝上，左手放在身后，重复上述动作。

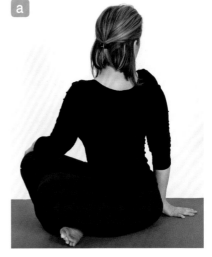

体式 2

做法

1. 坐在椅子上，将整个身体转向左侧。如果需要，可以在两膝之间夹一块瑜伽砖以保护背部。

2. 把双手放在椅背上，打开肩膀。吸气时伸展脊柱，呼气时向椅背方向扭转身体。保持这个姿势至少进行3次深呼吸（图b）。

3. 将整个身体转向右侧，重复上述动作。

所需辅具：

- 瑜伽垫；
- 1把椅子；
- 1块瑜伽砖（可选）。

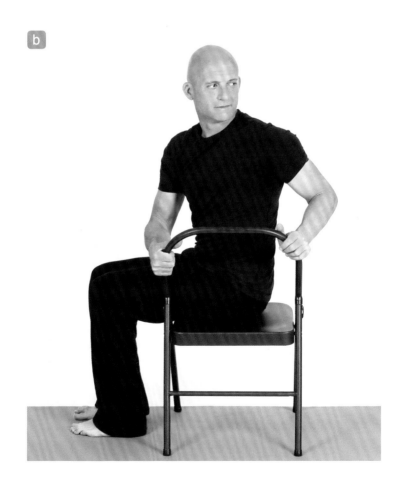

b

肩部拉伸

受益脉轮：心轮

督夏平衡：K−、P+、V+

所需辅具：
- 瑜伽垫；
- 1条伸展带；
- 1条瑜伽毯（叠成长方形或小方块形）或1把椅子（可选）。

肩部的结构比较复杂。肩部的肌肉、肌腱、骨和关节很容易因日常动作而变得僵紧或受伤。以下肩部拉伸动作可以起到热身并缓解紧张的作用。无论是对于过度运动导致的损伤，还是压力大导致的肩部紧张，肩部拉伸都有效，它甚至有助于缓解头痛！你可以站着练习，也可以坐在毯子或椅子上练习。总之，以自己感觉舒适的方式练习即可。

做法

1. 保持舒适的站姿或坐姿。将伸展带绕成直径与肩同宽的圈，用拇指勾住圈的两端，向前伸直手臂（图 a）。

2. 吸气时，将手臂向上伸展（图 b）；呼气时，使手臂回落到胸前。重复以上动作3次。

3. 向上伸展手臂，深吸一口气到腹部（身体的中心）。呼气时，使身体向右倾斜（图 c）；吸气时，使身体回正。再次呼气时，使身体向左倾斜（图 d）；吸气时，使身体回正。每侧重复3次后，使身体回正，放下手臂。

4. 向上伸展手臂，深吸一口气到腹部。呼气时，使身体向右扭转（尝试保持下半身不动）；吸气时，使身体回正。再次呼气时，使身体向左扭转（图 d）；再次吸气时，使身体回正（图 e）。每侧重复3次之后，使身体回正，放下手臂。

5. 松开伸展带的一端，将双手放在身后。吸气时，用两手的拇指重新勾住伸展带的两端；呼气时，将手臂向后方和上方伸展（图 f）。重复以上动作 3 次。

6. 吸气时向上耸肩，使肩膀努力靠近耳朵；呼气时放下肩膀。以上动作可以释放肩部的紧张感。

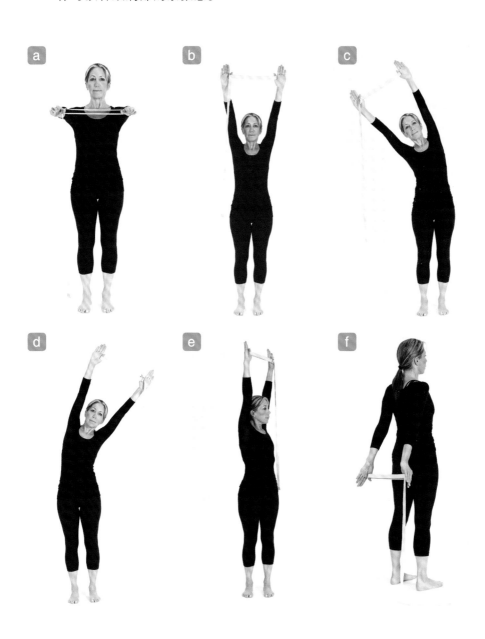

鹰臂式

受益脉轮：心轮

督夏平衡：K−、P+、V+

所需辅具：
- 瑜伽垫；
- 1 条瑜伽毯（叠成长方形或小方块形）或 1 把椅子（可选）。

你可以坐在瑜伽毯（叠成长方形或小方块形）或椅子上练习，也可以站着练习。这个体式可以拉伸颈部、肩部及上背部。如果你的这些部位僵紧，这个体式可以很好地缓解紧张感。特别是对于一整天都坐在电脑前工作的人来说，这个体式具有非常好的放松效果。

做法

1. 以舒适的姿势坐在椅子或瑜伽毯上，也可以站着。先将手臂向身体两侧伸展，再将右臂向左穿过胸前，放在左肩上；左臂向右穿过胸前，放在右肩上。低下头，使下颌尽量靠近胸前，伸展颈部和上背部（图 a）。保持这个姿势进行几次深呼吸，然后抬起下颌。

2. 进一步屈曲两侧肘部，使两手手背相对（图 b，或者掌心相对）。向上抬肘部，直到感受到拉伸为止。保持这个体式进行几次深呼吸。如果你感觉肩部非常紧绷，可能无法将手臂缠绕在一起。在这种情况下，可以像刚开始时一样，将手放在肩上，这样也可以得到拉伸。将手臂松开，放于身体两侧。

3. 交替手臂的位置。将手臂向身体两侧伸展，先将左臂放在右肩上，再将右臂放在左肩上，重复上述步骤。

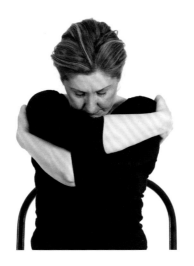

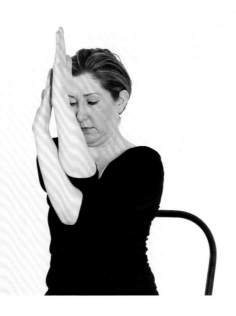

牛面式

所需辅具：
- 瑜伽垫；
- 椅子（可选）；
- 1 条瑜伽毯（叠成长方形或小方块形）或 1 个瑜伽枕（可选）；
- 1 条伸展带（可选）。

受益脉轮：心轮

督夏平衡：K-、P+、V+

　　这个体式可以拉伸肱三头肌和肩部。在臀部下方垫一个折叠的瑜伽毯或瑜伽枕，可以帮助膝盖保持水平——切记不要前倾骨盆，这样才能充分伸展脊柱。

做法

1. 以舒适的姿势坐在椅子或地板上，也可以站着。如果坐着练习，可以在臀部下方垫一个折叠的瑜伽毯或瑜伽枕，使自己更舒适。

2. 向上伸展双臂，接着弯曲右臂，将右手掌放于上背部，仿佛正在拍打自己的后背。将左手放在右肘上，拉伸肱三头肌。保持这个姿势进行几次深呼吸（图 a）。

3. 向外伸展左臂，接着弯曲左肘，使左手手背贴到上背部，指尖向上，抓住右手手指。如果你的双手碰不到一起，可以借助伸展带或毛巾。保持这个姿势至少进行 5 次深呼吸（图 b/ 图 c）。

4. 松开双手，再次向上伸展双臂，交换手臂的上下位置，重复上述动作。

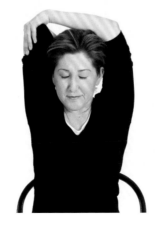

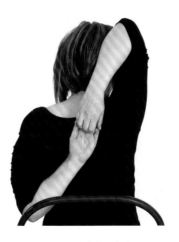

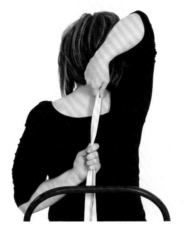

排气式

受益脉轮：脐轮

督夏平衡：K+、P+、V=

所需辅具：

- 瑜伽垫；
- 1条瑜伽毯（叠成长方形）。

　　排气式利用"下行气"使能量向下传递。这个体式有助于疏通消化道，并且缓解背部的紧张感。练习时要注意呼吸：吸气时，仰卧打开身体；呼气时，抬起头，使上半身尽量靠近膝盖；呼吸要长且深。

做法

1. 仰卧在垫子上。

2. 深吸一口气，呼气时，弯曲右腿，双手抱住右小腿或大腿，将右腿拉向胸口（图 a），同时使额头靠近右膝盖（图 b）。吸气，向下放平头部；呼气，松开双手，放下右腿。

3. 再次深吸一口气，呼气时，弯曲左腿，双手抱住左小腿或大腿，将左腿拉向胸口，同时使额头靠近左膝盖。吸气，向下放平头部；呼气，松开双手，放下左腿。

4. 每侧重复3次。

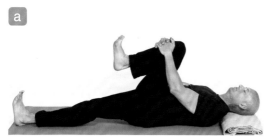
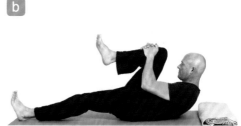

后弯体式

在这一节中，你将学到专门锻炼背部和脊柱的体式。背部和脊柱是身体的主要支撑部位。很多人一整天都坐在桌前，坐姿不良已成为普遍现象。后弯体式有助于缓解背部的紧张感，消除不良姿势带来的影响。后弯体式还可以激活淋巴系统，有助于将毒素排出体外。修复瑜伽中的后弯体式还可以降低体内的皮质醇水平，这种压力激素过量会严重损害我们的健康。

后弯体式可以拉伸身体前侧的肌肉，由此带来更多的益处。当身体前侧被充分打开后，就可以更深入地呼吸，获得更多的能量。胸腔的打开会增加心脏的供血，激活神经系统和胸腺，进而提升免疫力及新陈代谢能力。此外，心轮也会被打开，恐惧和悲伤的情绪会得到释放，取而代之的是积极的情绪。练习后弯体式时，你的内心也许会感受到钝感（阿育吠陀称之为"惰性"），这种感受可能会限制自我。但是随着练习的进行，这种感受会慢慢消失，你变得能够接受新事物，并能够更深入地体验生命。

练习这些体式时，要躺在地上并使用许多辅具，所以一定要有耐心。给自己多一些时间，完成好每个体式，你将从这些体式中获得更多益处。在任何体式中，你都可以在身上盖瑜伽毯、使用瑜伽眼枕或瑜伽头巾，以实现深度放松。这些辅具的重量和温暖感会给你带来安全感，有助于进一步放松。

在 3 个位置利用毛毯卷进行后弯

所需辅具：
- 瑜伽垫；
- 1 条瑜伽毯（叠成长卷）。

受益脉轮：腹轮、脐轮、心轮、三眼轮

督夏平衡：K−、P+、V+

这个后弯体式是一个不错的入门体式，可以让练习者为深度后弯做准备。这个体式可以从胸部开始，到中背部，再到腰部，逐步伸展所有背部肌肉。

做法

1. 在地板上铺上瑜伽垫。

2. 位置一：将瑜伽毯叠成长卷（下称毛毯卷），横放在瑜伽垫上。仰卧在垫子上，调整好姿势，确保毛毯卷位于胸部下方（女性可以参照内衣背扣的位置）。可以的话，将手臂向身体两侧伸展，并保持与躯干垂直。手臂的位置应稍高于毛毯卷的位置，而不是放在毛毯卷上。膝盖可以弯曲或伸直，只要感觉舒适即可。保持这个姿势 2 分钟，将注意力集中在呼吸上，进行深呼吸（图 a）。

3. 位置二：双手抓住毛毯卷的两端，抬高臀部，将毛毯卷移到中背部，身体慢慢躺回垫子。保持这个姿势 2 分钟，膝盖可以弯曲或伸直，感觉舒适即可，进行深呼吸（图 b）。

4. 位置三：双手抓住毛毯卷的两端，抬高臀部，将长卷移至腰部，身体慢慢躺回垫子。保持这个姿势 2 分钟（图 c）。

5. 2 分钟后，抬高臀部，拿出毛毯卷。再次平躺到垫子上，弯曲膝盖，伸展双脚，使背部放松 1 分钟，然后侧翻到右侧，双手撑地，慢慢坐起来。

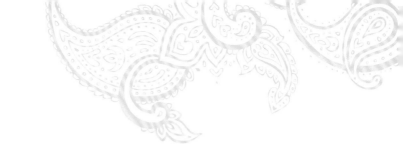

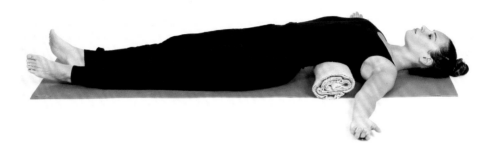

a

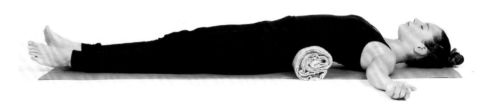

b

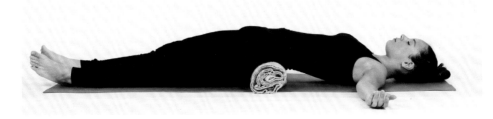

c

简易桥式

受益脉轮：腹轮

督夏平衡：K-、P+、V+

所需辅具：
- 瑜伽垫；
- 1块瑜伽砖或1个瑜伽枕。

如果你一整天都坐着，这个体式非常适合你。它可以消除腰部的紧张感。特别是对于患有骶髂关节功能障碍或腰部紧张的人来说，这个体式非常有益。

做法

1. 仰卧在瑜伽垫上。弯曲膝盖，抬起臀部，在腰部放置一块瑜伽砖（高度以感觉舒适为准）或一个瑜伽枕。

2. 将身体置于瑜伽砖或瑜伽枕上、手臂放在身体两侧的地板上，掌心向上（图a/图b）。

3. 呼吸并放松。保持这个姿势3~8分钟。

4. 抬起臀部，拿出辅具，重新躺回瑜伽垫，使背部放松一会儿。然后侧翻到右侧，双手撑地，慢慢坐起来。

> **变式**
>
> 如果你没有瑜伽砖或瑜伽枕，可以用几条折叠的瑜伽毯代替。把瑜伽毯叠成长方形及你需要的高度。

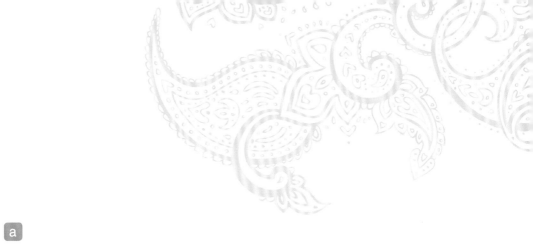

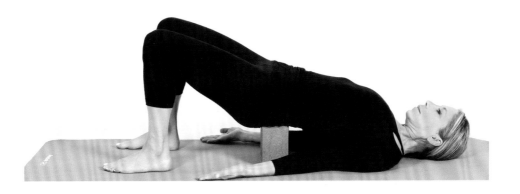

a

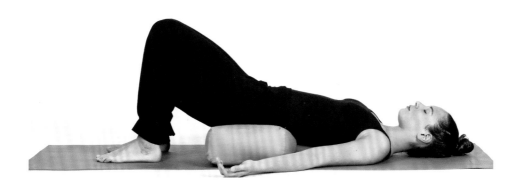

b

仰卧桥式

受益脉轮：心轮

督夏平衡：K-、P+、V+

这个体式可以很好地打开上背部，消除肺充血，打开心轮。如果你的腰部疼痛，可以弯曲膝盖，将双脚平放在地板上。

体式一所需辅具：

- 瑜伽垫；
- 2 个相同尺寸的瑜伽枕（如果你的身体比较僵紧，可以使用长方形瑜伽枕，因为这种瑜伽枕较低。如果没有瑜伽枕，可以使用叠成长方形的瑜伽毯）；
- 1 条瑜伽毯（叠成长方形或头靠枕形，可选）；
- 2 条瑜伽毯（叠成小方块形，可选）；
- 1 条伸展带（可选）。

体式一

做法

1. 把 2 个瑜伽枕放在瑜伽垫上（如果你没有瑜伽枕，可以用若干叠成长方形的瑜伽毯代替），将它们摆成长方形，也可以摆成 T 字形，支撑你的中背部到脚部，具体摆成哪种形状，根据你的感受决定，只要感觉舒适即可。躺下，使肩胛骨超过置于上侧的瑜伽枕边缘，头部可以平放在地板上（可以在头部下方垫一个叠成长方形或头靠枕形的瑜伽毯）。使位于下侧的瑜伽枕支撑起膝盖和小腿。手臂向两侧伸展开，与躯干形成 T 字形，或者微微弯曲双臂，形成 U 字形。保持这个姿势 5~20 分钟（图 a）。

2. 如果你的腿较长，超过了下侧的瑜伽枕，可以把一个叠成小方块形的瑜伽毯放在脚下，支撑双脚。也可以用伸展带把大腿绑在瑜伽枕上，这样可以为身体提供更多的支撑，使腿部和背部更放松。

3. 结束这个体式时，先将双脚踩在垫子上，抬起臀部，用手将两个瑜

伽枕推开，将臀部彻底放到垫子上。再把双脚放到瑜伽枕上，向两
侧打开双膝，使脚心相对靠在一起。放松背部 1 分钟。然后侧翻到
右侧，双手撑地，慢慢坐起来。

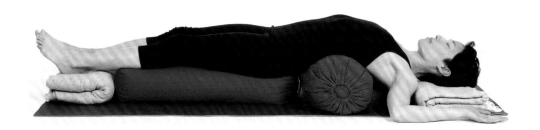

体式二所需辅具:

- 瑜伽垫;
- 2个瑜伽枕;
- 2块瑜伽砖(中等高度);
- 1条瑜伽毯(叠成长方形或头靠枕形,可选)。

做法

1. 面向墙壁站在瑜伽垫上。将两块中等高度的瑜伽砖放在靠墙的地方,接着在瑜伽垫上按照 T 字形放两个瑜伽枕,使靠近墙的瑜伽枕的短边对着墙。坐在瑜伽枕上,根据你的身高调整瑜伽枕与墙的距离。将双脚放到瑜伽砖上,脚掌踩住墙壁,躺在瑜伽枕上。向后调整身体,使肩膀正好处于另一个瑜伽枕的边缘外面、头部平放在地板上(如果需要,可以在头部下方放一个叠成长方形或头靠枕形的瑜伽毯)。完全伸展双腿,使双脚紧紧踩住墙壁。向身体两侧打开双臂,使手臂与躯干形成 T 字形或 U 字形。保持这个姿势 5~20 分钟(图 b)。

2. 结束这个体式时,弯曲双膝,将双脚踩在垫子上。抬起臀部,将瑜伽枕推离身体,推到墙边,再将臀部放到垫子上。把双脚放到瑜伽枕上,向两侧打开双膝,使脚心相对靠在一起。使背部放松 1 分钟。再用双手抬起膝盖,合拢双腿。然后侧翻到右侧,双手撑地,慢慢坐起来。

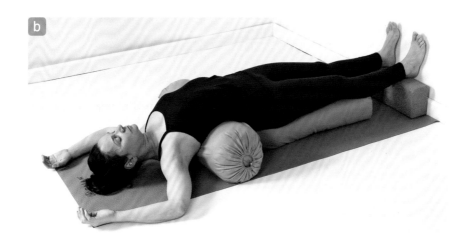

有支撑的仰卧束角式

受益脉轮：根轮、腹轮、脐轮、心轮

督夏平衡：K-、P-、V=

体式一所需辅具：
- 瑜伽垫；
- 1个瑜伽枕；
- 1条瑜伽毯（叠成头靠枕形，可选）；
- 2条瑜伽毯（叠成短卷，可选）。

　　这个体式是修复瑜伽中最受欢迎的体式之一。它可以给你带来平静的感受，有助于打开背部、髋部和骨盆，并拉伸大腿内侧肌肉。这个体式需要很多辅具，请回看本书第 3 章关于辅具的内容。在练习过程中，可以盖一条瑜伽毯使自己更放松。

体式一

做法

1. 将一个瑜伽枕纵向放在瑜伽垫上。

2. 坐在瑜伽垫上，使腰部靠在瑜伽枕的短边处。

3. 将双手放在身后的瑜伽枕上，向前挺胸，使身体微微后弯，躺在瑜伽枕上。

4. 向两侧打开双膝，使脚心相对靠在一起。

5. 如果颈部需要更多的支撑，可以把一条瑜伽毯叠成头靠枕形，垫在头部下方。如果腿部需要更多支撑，可以把 2 条瑜伽毯叠成短卷，作为小号瑜伽枕分别垫在两个膝盖下方。双手可以放在大腿上放松，也可以掌心向上放在身体两侧。保持这个姿势 5~30 分钟（图 a）。

6. 起身之前，用双手将大腿从外侧向内推，使双腿合拢。然后侧翻到右侧，稍微调整之后，慢慢坐起来。

- 瑜伽垫；
- 2 块瑜伽砖；
- 1 个瑜伽枕；
- 1 条瑜伽毯（叠成头靠枕形，可选）；
- 2 条瑜伽毯（卷成短卷，可选）；
- 1 条瑜伽毯（展开，可选）。

体式二

做法

1. 将两块瑜伽砖立在瑜伽垫上，相隔一小段距离。这两块瑜伽砖可以是一块较高、一块中等高度，也可以是一块中等高度、一块较低。再将瑜伽枕放在瑜伽砖上。

2. 坐在瑜伽垫上，使腰部靠在瑜伽枕的短边处。

3. 将双手放在身后的瑜伽枕上，向前挺胸，使身体微微后弯，躺在瑜伽枕上。

4. 向两侧打开双膝，使脚心相对靠在一起。

5. 如果颈部需要更多的支撑，可以把一条瑜伽毯叠成头靠枕形，垫在头部下方。如果腿部需要更多支撑，可以把 2 条瑜伽毯卷成短卷，作为小号瑜伽枕分别垫在两个膝盖下方。可以把一条展开的瑜伽毯盖在身上。双手可以放在大腿上放松，也可以掌心向上放在身体两侧。保持这个姿势 5~30 分钟（图 b）。

6. 起身之前，用双手将大腿从外侧向内推，使双腿合拢。然后侧翻到右侧，稍微调整之后，慢慢坐起来。

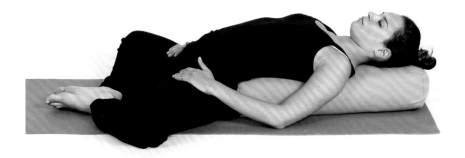

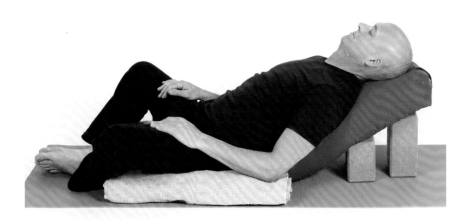

- 瑜伽垫；
- 1 个瑜伽枕；
- 1 条伸展带；
- 2 块瑜伽砖（可选）；
- 1 条瑜伽毯（叠成头靠枕形，可选）；
- 2 条瑜伽毯（叠成短卷，可选）。

体式三

做法

1. 参照体式一平放瑜伽枕，或者参照体式二的方式放置瑜伽枕。

2. 使腰部靠在瑜伽枕的短边处，将双手放在身后的瑜伽枕上，向前挺胸，使身体微微后弯，躺在瑜伽枕上。

3. 将伸展带绕成一个大圈，从头部套下来，置于腰部下方。使脚心相对靠在一起，双膝向两侧打开。

4. 保持脚心相对，用伸展带大圈的另一端套住双脚。将大圈的两侧提起来，靠在大腿内侧。拉紧伸展带，直到双膝感受到支撑感。双手可以放在大腿上放松，也可以掌心向上放在身体两侧。

5. 如果颈部需要更多的支撑，可以把一条瑜伽毯叠成头靠枕形，垫在头部下方。如果腿部需要更多支撑，可以把两条瑜伽毯卷成短卷，作为小号瑜伽枕分别垫在两个膝盖下方。保持这个姿势5~30 分钟（图 c）。

变式

在体式三的第 3 步中，也可以把伸展带大圈套在弯曲的双膝上。使脚心相对靠在一起，双膝向两侧打开。

6. 起身之前，用双手将大腿从外侧向内推，使双腿合拢。然后侧翻到右侧，稍微调整之后，慢慢坐起来。

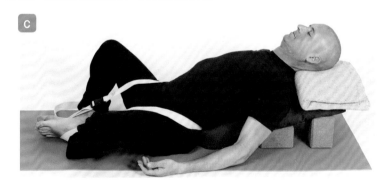

c

做法

1. 参照体式一平放瑜伽枕，或者参照体式二的方式放置瑜伽枕。将双手放在身后的瑜伽枕上，向前挺胸，使身体微微后弯，躺在瑜伽枕上。

2. 将第二个瑜伽枕横放在双膝下方，与第一个瑜伽枕垂直。

3. 使脚心相对靠在一起，双膝向两侧打开，放在瑜伽枕上。双手可以放在大腿上放松，也可以掌心向上放在身体两侧。

4. 如果颈部需要更多的支撑，可以把一条瑜伽毯叠成头靠枕形，垫在头部下方。保持这个姿势 5~30 分钟（图 d）。

5. 如果想在身上盖一条瑜伽毯，可将双臂伸直放在身体上，将瑜伽毯横向盖在身上，并将瑜伽毯塞到手臂下方，这样手臂可以得到瑜伽毯的支撑（图 e）。

6. 起身之前，用双手将大腿从外侧向内推，使双腿合拢。然后侧翻到右侧，稍微调整之后，慢慢坐起来。

体式四所需辅具：
- 瑜伽垫；
- 2 个瑜伽枕；
- 2 块瑜伽砖（可选）；
- 1 条瑜伽毯（叠成头靠枕形，可选）；
- 1 条瑜伽毯（叠成长方形，可选）；
- 1 条瑜伽毯（展开，可选）。

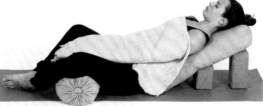

体式五

体式五所需辅具：
- 瑜伽垫；
- 1个瑜伽枕；
- 1条瑜伽毯（叠成长条形）；
- 1条瑜伽毯（叠成头靠枕形，可选）。

瑜伽小贴士

　　辅助束角式有助于释放压力，对改善女性经前期综合征和经期症状很有帮助。对于消化系统有问题的人来说，这个体式也非常有益。它可以激活腹部脏器，促进消化。同时，这个体式有助于打开髋部，缓解背部的紧张感。

做法

1. 参照体式一平放瑜伽枕，或者参照体式二的方式放置瑜伽枕，将长条形瑜伽毯放在手边。

2. 将双手放在身后的瑜伽枕上，向前挺胸，使身体微微后弯，躺在瑜伽枕上。如果颈部需要更多的支撑，可以把叠成头靠枕形的瑜伽毯垫在头部下方。

3. 脚心相对靠在一起。将长条形瑜伽毯横放在双脚上，将瑜伽毯的两端从下方绕过脚踝，再向上穿过小腿内侧。双手拉住瑜伽毯的两端，向身体方向拉紧，使双脚更靠近腹股沟，接着双膝向两侧打开。把瑜伽毯的两端放在大腿上。保持这个姿势5~30分钟（图f）。

4. 起身之前，用双手将大腿从外侧向内推，使双腿合拢。松开脚上的瑜伽毯，然后侧翻到右侧，稍微调整之后，慢慢坐起来。

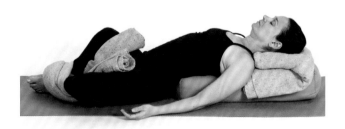

十字瑜伽枕仰卧式

受益脉轮：心轮、喉轮

督夏平衡：K-、P+、V+

这是一个简单的后弯体式，动作简易且需要的辅具不多。这个体式可以打开身体前侧和心轮，当你感觉精神状态不佳时，可以使用这个体式安抚内心。练习这个体式时，可以用脚踩住墙壁，以增加舒适感和踏实感。

做法

1. 将 2 个瑜伽枕十字交叉放在瑜伽垫上。方形的瑜伽枕纵向放在上方，圆形的瑜伽枕横向放在下方。躺在瑜伽枕上，使脊柱正好靠在方形瑜伽枕处。将手臂向身体两侧打开，与圆形瑜伽枕平行。放松肩部，使肩部位于纵向瑜伽枕的上边缘。手臂与身体形成 T 字形或 U 字形。将头部平放在垫子上，如果需要，可以将叠成长方形的瑜伽毯垫在头部下方作为支撑。保持这个姿势至少 5 分钟。

2. 起身之前，身体慢慢向前滑动，直到臀部离开瑜伽枕并接触地面。弯曲双膝，侧翻到右侧，慢慢坐起来。

所需辅具：

- 瑜伽垫；
- 2 个瑜伽枕（最好一个圆形、一个方形，将圆形瑜伽枕垫在方形瑜伽枕的下面）；
- 1 条瑜伽毯（叠成长方形，可选）；
- 墙壁（可选）。

变式

如果你只有一个瑜伽枕，可以将一条或两条瑜伽毯叠成长方形，代替另一个瑜伽枕，放在下面。

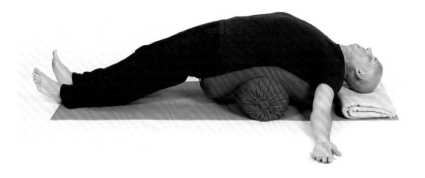

有支撑的鱼式

受益脉轮：心轮

督夏平衡：K–、P+、V+

所需辅具：
- 瑜伽垫；
- 2块瑜伽砖；
- 1~2个瑜伽枕（可选）；
- 瑜伽头巾（可选）。

　　胸腺位于胸腔内胸骨的上侧，是重要的淋巴器官，其功能与免疫密切相关。鱼式这种可以打开胸腔的体式可以激活胸腺，调节免疫系统功能。鱼式还有助于抑制免疫系统的过度反应，在过敏多发的季节，当免疫系统过度反应时，练习这个体式会有帮助。保持深呼吸可以使这个体式发挥最大功效。你可以直接躺在瑜伽砖上，也可以在瑜伽砖上放一个瑜伽枕。如果背部下方只垫一块瑜伽砖的话，这个体式还可以打开喉咙。

做法

1. 如果只使用瑜伽砖的话，可以将两块瑜伽砖间隔一小段距离放在瑜伽垫上。这两块瑜伽砖可以是一块较高、一块中等高度，也可以是一块中等高度、一块较低。如果使用瑜伽枕的话，可以将瑜伽枕放在瑜伽砖上，也可以平放在瑜伽垫上。

2. 躺在瑜伽砖或瑜伽枕上，伸直双腿。保持这个姿势至少5分钟，将注意力放在呼吸上，以打开胸腔。如果需要，可以使用瑜伽头巾，使自己更舒适、更放松。也可以弯曲双腿，把第二个瑜伽枕放在膝盖下方以支撑双腿。将手臂放在身体的两侧，掌心向上或者朝向身体（图a/图b）。

3. 起身之前，弯曲双膝，侧翻到右侧。推开瑜伽砖和瑜伽枕，平躺回垫子。始终保持膝盖弯曲，充分感受胸腔充分打开的感觉。稍微调整之后，再次侧翻到右侧，慢慢坐起来。

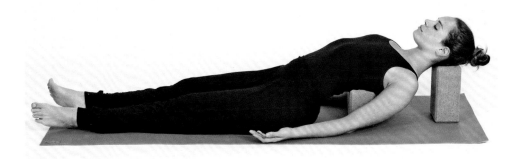

a

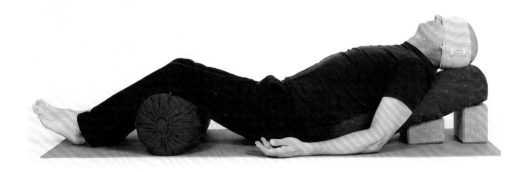

b

心胸打开式

受益脉轮：心轮

督夏平衡：K-、P-、V=

所需辅具：

- 瑜伽垫；
- 2个瑜伽枕；
- 1条瑜伽毯（叠成头靠枕形，可选）；
- 1条瑜伽毯（叠成长方形，可选）。

　　这个体式有助于消除日常弓背带来的紧张感。因为你可能一整天都坐在桌前工作或者开车。心胸打开式可以帮你打开背部和胸腔，使呼吸更顺畅，进而为身体带来充沛的能量。总之，这是一个可以令人精力充沛的体式，当你完成这个体式后，会感觉满血复活。值得注意的是，这个体式需要两个平行摆放的瑜伽枕。

做法

1. 将一个瑜伽枕横放在瑜伽垫上，位于肩胛骨以下、中背部位置。另一个瑜伽枕横放在膝盖以下位置。躺在瑜伽枕上，双臂向身体两侧打开，与身体形成T字形，放在第一个瑜伽枕上沿的上方。如果瑜伽枕太高，可以把叠成头靠枕形的瑜伽毯放在头部下方，或者用叠成长方形的瑜伽毯代替第一个瑜伽枕，放在中背部以下。

2. 保持这个姿势5~20分钟。将注意力放在呼吸上，进行深长的呼吸。

3. 起身之前，把双脚放在膝盖下方的瑜伽枕上，再用脚把这个瑜伽枕推开。弯曲双膝，侧翻到右侧。这时可以把背部下方的瑜伽枕推到头部下方，当作枕头。稍微调整之后，慢慢坐起来。

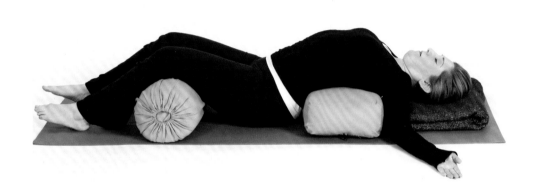

瑜伽智慧

　　你是否发现，自己坐着的时候会含胸驼背呢？这其实是一个信号，表明一些地方出了问题——可能是有些事情使你感觉沮丧、缺乏热情或倦怠。当你的心轮关闭时，胸腔会收缩、呼吸会变浅，能量也无法自由顺畅地流经心脏和肺部。练习修复瑜伽的后弯体式，可以打开胸腔，使能量重新流动起来，并缓解胸部区域的紧张感。这些体式能够打开心胸，使你重新充满爱与活力。

体式一所需辅具：
- 瑜伽垫；
- 1个瑜伽枕；
- 1条瑜伽毯（叠成方块
  形，可选）；
- 1条瑜伽毯（叠成长方
  形，可选）；
- 2个瑜伽砖（可选）。

体式二所需辅具：
- 瑜伽垫；
- 1个瑜伽枕；
- 2~4块瑜伽砖（2块必
  备，2块可选）；
- 2条瑜伽毯（叠成长
  卷）。

仰卧英雄式

受益脉轮：腹轮、脐轮、心轮

督夏平衡：K+、P+、V=

你感觉腰部僵硬吗？你可能会意外发现，腰部僵硬可能是由大腿的股四头肌紧张引发的。仰卧英雄式能够拉伸股四头肌、腹肌及深层髋屈肌，从而消除腰部紧张。值得一提的是，这个体式不仅有助于缓解腰部问题，还有益于呼吸和消化系统功能。如果你的股四头肌紧绷或者膝盖有问题，这个体式对你来说是个挑战。不过在修复瑜伽中，辅具可以帮你更容易地完成体式！你可以根据需要调整体式。每种变式至少保持5分钟。

体式一

做法

1. 跪坐在瑜伽垫上，微微分开双膝。如果需要的话，可以将一条叠成方块形的瑜伽毯放在瑜伽垫上，使垫子更厚一些。将瑜伽枕纵向放在身后的瑜伽垫上，与脊柱的位置对齐。将双手放在瑜伽枕上，然后躺下来。如果需要，可以把一条瑜伽毯叠成长方形，垫在头部下方，把头稍微抬高一点。如果这样仍然不太舒服，还可以在头部下方的瑜伽枕下面再放一块瑜伽砖，使瑜伽枕向上倾斜一定的角度。将手臂掌心向上置于身体两侧（图a）。

2. 双手撑地，跪坐起来。先伸直一条腿，再伸直另一条腿，恢复腿部的血液循环，结束这个体式。

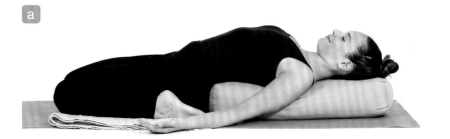

a

体式二

做法

1. 如果体式一对于你来说拉伸幅度过大，可以在瑜伽枕的前面放一块低等或中等高度的瑜伽砖，跪坐下来时，使臀部坐在瑜伽砖上。在瑜伽枕的另一端头部位置放另一块瑜伽砖，使瑜伽枕呈倾斜状，这块瑜伽砖的高度以你感觉舒适为宜。如果你希望瑜伽枕的倾斜角度更大一些，可以在靠近脊柱底端的瑜伽枕下面放一块较低或中等高度的瑜伽砖，同时在头部底端的瑜伽枕下面放一块中等高度或较高的瑜伽砖。在身体的两侧各放一条叠成长卷的瑜伽毯，将手臂放在上面以便放松（图b）。

2. 双手撑地，跪坐起来。先伸直一条腿，再伸直另一条腿，恢复腿部的血液循环，结束这个体式。

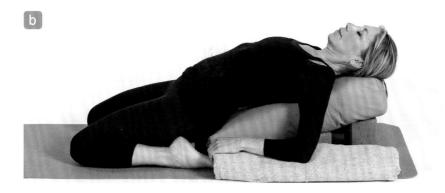

b

体式三所需辅具：

- 瑜伽垫；
- 墙壁；
- 1把椅子；
- 2个瑜伽枕（至少1个，根据身高决定是否增加）；
- 4块瑜伽砖（放在手边备用）；
- 2条瑜伽毯（叠成长方形）；
- 1条瑜伽毯（叠成方块形）；
- 1条瑜伽毯（叠成小方块形，可选）。

做法

1. 将一把椅子放在瑜伽垫上，椅背靠墙。在椅子前面的瑜伽垫上放一条叠成方块形的瑜伽毯。将瑜伽枕纵向斜靠在椅座上，使顶端正好处于头部下方。在瑜伽枕中间位置的下方放一块中等高度的瑜伽砖，用来支撑瑜伽枕。在瑜伽枕底端前面的瑜伽垫上放一块较低的瑜伽砖。跪坐下来，微微打开双膝，使臀部坐在较低的瑜伽砖上。在身体两侧各放一块较低或中等高度的瑜伽砖，上面各放一条叠成长方形的瑜伽毯。躺在瑜伽枕上，将双臂放在铺着毯子的瑜伽砖上、双手放在腹部或瑜伽砖上。每个人的身高不同，如果需要更多的辅具，可以在椅座上横放一个瑜伽枕，也可以在瑜伽枕上再放一条叠成小方块形的瑜伽毯（图c）。

2. 双手撑地，跪坐起来。先伸直一条腿，再伸直另一条腿，恢复腿部的血液循环，结束这个体式。

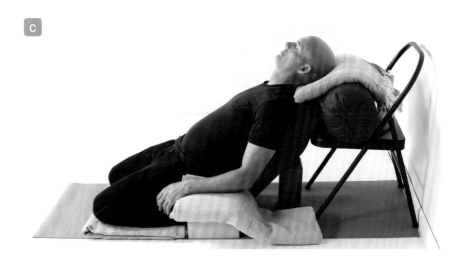

C

扭转体式

扭转体式有许多益处。从身体层面来讲，扭转体式可以使脊柱、髋关节和肩关节等部位保持良好的状态。在日常生活中，人们因为久坐不动很容易丧失脊柱的灵活性。脊柱周围和关节中的组织会因为活动不足而萎缩，导致日常活动中感觉疼痛，身体也会越来越容易受伤。练习扭转体式可以缓解这种情况。

扭转体式还能通过挤压调节腹部脏器，维持神经系统和循环系统的良好状态。艾扬格大师将扭转体式描述为能够对器官产生"挤压和浸泡"作用的体式。想象你的身体像一条毛巾，需要拧干多余的水。当你扭转身体挤压内脏器官时，含有毒素的血液会被挤压出器官，新鲜的血液会流入。扭转体式可以加速血液循环，加速神经系统的自我更新，还会使你精神焕发！

每天练习一种扭转体式，可以使身体变得更柔软、更灵活。扭转体式特别适合作为前屈体式和后弯体式之间的过渡，因为它可以活动脊柱，促使血液流向肌肉和器官。

瑜伽小贴士

大部分修复瑜伽的扭转体式都是安全的，但有些情况要特别注意。如果你近期做过腹部手术，在练习这些体式前必须与你的医生确认。如果你患有坐骨神经痛或骶髂关节痛，练习时一定要根据个人情况尽可能地做出调整。比如，增加瑜伽毯或瑜伽砖作为支撑，防止在练习中感觉疼痛。

如果你是孕妇，通常不建议做动态瑜伽中的扭转体式，但是在修复瑜伽中，扭转体式是安全的。注意使用辅具使自己获得支撑并感觉舒适。

腹部扭转式

受益脉轮：脐轮、心轮

督夏平衡：K−、P+、V+

所需辅具：

- 瑜伽垫；
- 2个瑜伽枕；
- 1条瑜伽毯（叠成长方形，可选）；
- 1条瑜伽毯（叠成头靠枕形，可选）。

腹部扭转式有助于释放压力。进行扭转时，身体各部位之间相互挤压，无须花较大力气便能释放体内压力。练习这个体式可以使腰部和腹部肌肉获得有益健康的挤压，并能有效激活消化系统功能。练习腹部扭转式时，可以在髋部下面放置一个瑜伽枕（如果你觉得瑜伽枕太高，可以用一条叠成长方形的瑜伽毯代替）以获得支撑。

做法

1. 将一个瑜伽枕横放在瑜伽垫中央。坐在瑜伽枕的中间位置，向后躺下。双腿向胸部方向弯曲，右腿完全越过身体倒向左侧，左膝落到地上。使右髋悬空、左髋置于瑜伽枕上。在两腿之间再放一个瑜伽枕。如果需要更多支撑，可以在左腿下面再垫一条叠成长方形的瑜伽毯。这样做相当于将上半身和双腿进行90°的扭转。切记扭转发生在上半身而不是双腿上。

2. 将双臂向身体两侧打开，与上半身形成T字形。尽量向后躺一些，使背部、头部和手臂处于地板上。向后躺时确保髋部和腿部保持在原位置。如果你感觉头部不舒服，可以在头部下方垫一条叠成头靠枕形的瑜伽毯。如果你感觉右肩不舒服，可以将右手放在肋骨上、右肘朝向地板放松。保持这个姿势至少3分钟。

3. 结束这个体式时，先将右臂放到左侧，双手撑地，坐起来。起身时，头部要最后起来。换到另一侧，重复上述步骤。

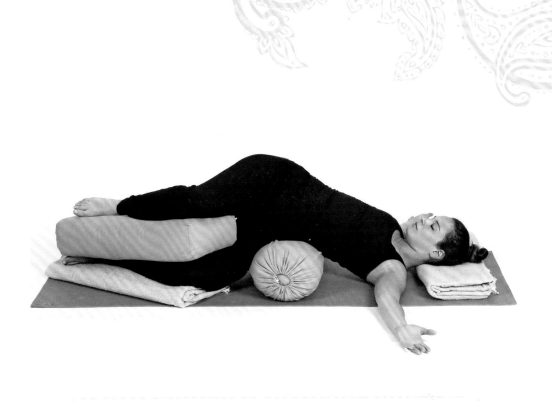

瑜伽小贴士

　　手边准备足够的辅具（瑜伽枕、瑜伽砖、叠成各种形状的瑜伽毯等），练习时使用这些辅具可以从体式中获得更多益处。确保头部、骨盆、膝盖和脚部都能得到足够的支撑。

腹部朝下扭转式

受益脉轮：脐轮

督夏平衡：K−、P+、V+

所需辅具：

- 瑜伽垫；
- 1 个瑜伽枕；
- 2 块瑜伽砖；
- 2~4 条瑜伽毯（叠成长方形）。

这是一个令人放松的扭转体式，你可以在这个体式中完全休息。这个体式可以释放躯干两侧及中部肌肉的压力和紧张感，使呼吸变得平缓，使你获得宁静的感受。这个温和的体式适用于所有人，即使是孕妇或腰背部有问题的人，也可以安心地练习。

做法

1. 将瑜伽枕纵向放在瑜伽垫的中间。手边准备好瑜伽毯和瑜伽砖。

2. 侧身坐在瑜伽枕前，使左侧髋部靠在瑜伽枕上。使双膝舒适地自然弯曲，双臂置于瑜伽枕两侧。将腹部转向瑜伽枕，靠在瑜伽枕上。

3. 调整瑜伽枕，确保你感觉舒适、有支撑感。还可以在瑜伽枕下方垫两块瑜伽砖，使瑜伽枕倾斜一定的角度。这两块瑜伽砖可以是一块较低、一块中等高度，也可以是一块中等高度、一块较高。还可以在瑜伽枕上横放一条叠成长方形的瑜伽毯，以支撑头部。

4. 吸气时伸展脊柱，呼气时增强扭转。借助瑜伽枕支撑身体，放松手臂，不要自己用力。如果需要，还可以在双膝之间放一条瑜伽毯或一块瑜伽砖，不要使背部承受任何压力。也可以在两侧手臂下各垫一条叠成长方形的瑜伽毯，并使瑜伽毯的一端稍高一些，使手掌的位置高于手肘的位置，这样会更舒适。保持这个姿势至少 3 分钟。

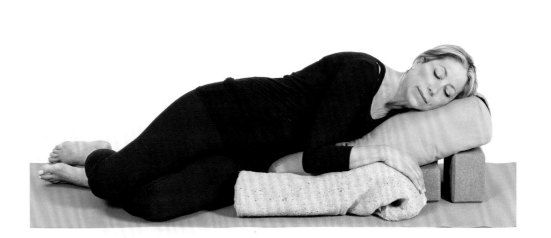

5. 结束这个体式时，双手撑地，坐起来。换到另一侧，重复上述步骤。

瑜伽小贴士

这个体式是一种闭合式扭转体式（体内的空间会被压缩），虽然孕妇通常不建议练习闭合式扭转体式，但是这个体式仍然是安全的。如果你怀孕了，在髋部和瑜伽枕之间留出足够的空间，不要压迫到腹部即可。

剪刀腿腹部朝下扭转式

受益脉轮：脐轮

督夏平衡：K−、P+、V+

剪刀腿腹部朝下扭转式属于闭合式扭转体式。与开放式扭转相比，闭合式扭转可以使体内的空间收缩，能够更深入地按压腹部脏器。这个体式能够使小腿外侧更加伸展。虽然修复瑜伽的体式应该是放松的体式，但有时候额外的伸展有助于身体的深度放松。每个人都可以适度练习这个体式。对于喜欢跑步或骑行的人来说，这个体式尤其有益，它有助于放松髂胫束，而跑步和骑行常常使这条韧带变得紧绷。

所需辅具：

- 瑜伽垫；
- 1 个瑜伽枕；
- 2 块瑜伽砖（可选）；
- 2~4 条瑜伽毯（叠成长方形，可选）。

做法

1. 将瑜伽枕纵向放在瑜伽垫的中间。手边准备好瑜伽毯和瑜伽砖。侧身坐在瑜伽枕的前面，使左侧髋部靠在瑜伽枕上。伸展左腿，使之与瑜伽枕垂直；伸直右腿，使之与上半身成一条直线。

2. 双手放在瑜伽枕的两侧。将腹部转向瑜伽枕，躺在瑜伽枕上。

3. 调整瑜伽枕，确保躺在上面时，背部成一条直线并感觉舒适。还可以在瑜伽枕下方垫两块瑜伽砖，使瑜伽枕倾斜一定的角度。这两块瑜伽砖可以是一块较低、一块中等高度，也可以是一块中等高度、一块较高。还可以在瑜伽枕上横放一条叠成长方形的瑜伽毯，以支撑头部。

4. 借助瑜伽枕的支撑放松手臂，尽量不要自己用力。如果感觉腿部不舒服，可以微微弯曲双腿。保持这个姿势至少 3 分钟。

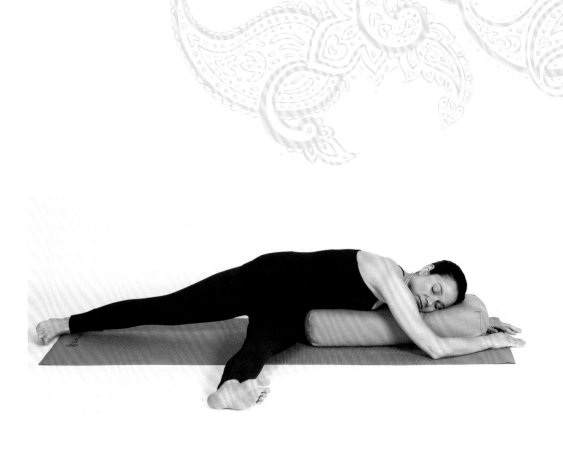

5. 结束这个体式时，双手撑地，坐起来。换到另一侧，重复上述步骤。

瑜伽智慧

要想达到瑜伽的理想境界，既要投入，也要放下。就像鸟儿，要有双翼，才能飞翔。

侧卧伸展式

受益脉轮：腹轮、脐轮

督夏平衡：K-、P+、V+

所需辅具：
- 瑜伽垫；
- 1个瑜伽枕或1条瑜伽毯（叠成短卷）；
- 1条瑜伽毯（叠成长卷，可选）。

严格来讲这个体式不算是扭转体式，但它能伸展身体侧面的肌肉，使身体更容易过渡到扭转体式。侧卧伸展式有助于促进体内停滞的能量流转。当你感觉自己缺乏能量时，这个体式可以有效促进体内能量的流动。此外，如果你患有胆囊相关疾病，定期练习这个体式会有很大帮助。

做法

1. 将一个瑜伽枕或一条叠成短卷的瑜伽毯横放在瑜伽垫的中间。 侧身坐下来，使左侧髋部靠在瑜伽枕或瑜伽毯上。

2. 侧身躺在瑜伽枕或瑜伽毯上。将瑜伽枕垫在左侧胸部的下方，头部枕在左臂上（也可以在左臂下面垫一条叠成长方形的瑜伽毯，使手臂稍高一点）。将右手臂伸直过头顶，两只手臂尽量贴近耳朵。

3. 借助瑜伽枕或瑜伽毯的支撑放松手臂，尽量不要自己用力。如果你感觉不舒服，可以微微弯曲双腿。保持这个姿势至少3分钟。

4. 结束这个体式时，双手撑地，坐起来。换到另一侧，重复上述步骤。

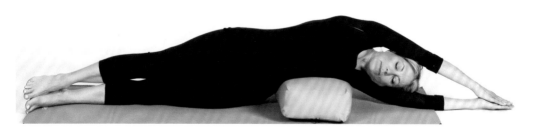

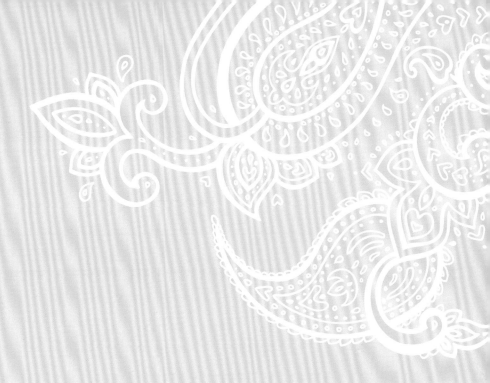

前屈体式

　　前屈体式通过向前弯曲身体，打开身体的后方区域，使身体形成一个"壳"，使人感觉放松和平静。大多数前屈体式能够轻柔地按摩腹部，从而改善消化系统功能，甚至有助于缓解某些病症（如痛经、不孕不育等）。前屈体式还有助于缓解失眠、降低高血压。前屈体式使头部处于低于心脏或与心脏平行的位置，这样的体式象征着放下自我，交由内心做主，鼓励自己与内在灵魂建立更深入的连接。

婴儿式

体式一所需辅具：
- 瑜伽垫；
- 1~2 个瑜伽枕（第二个瑜伽枕在需要更多支撑时使用）；
- 1 条瑜伽毯（叠成方块形）；
- 1 条瑜伽毯（沿长边对折，可选）；
- 1 条瑜伽毯（叠成长卷，可选）；
- 2 条瑜伽毯（叠成长方形，可选）；
- 2 块瑜伽砖（可选）。

受益脉轮：根轮、腹轮、脐轮、心轮、喉轮、三眼轮、顶轮

督夏平衡：K+，P+，V–

婴儿式是非常好的前屈体式，有助于轻柔地打开身体后方的肌肉，也可以按摩腹部器官。婴儿式还是一种基础的放松体式。这是一个让人很有"安全感"的体式，能够使人产生被支撑和被滋养的感受，并与自己的呼吸建立连接。更重要的一点是，这个体式不需要自己用力，只需借助瑜伽枕或椅子的支撑，就可以让人充分放松。

体式一

做法

1. 铺好瑜伽垫，如果你需要在膝盖下方垫得厚一些，可以将一条瑜伽毯沿长边对折后放在垫子上。如果你的脚部比较紧绷，可以准备一条叠成方块形的瑜伽毯垫在脚背下，还可以根据需要将毯子卷得厚一些，使自己更舒适。

2. 在瑜伽垫上跪坐下来，使臀部坐到脚后跟上。将瑜伽枕纵向放在两膝之间，向前弯曲身体，整个腹部趴在瑜伽枕上。也可以将两块瑜伽砖垫在瑜伽枕的前端和中间位置，使瑜伽枕倾斜一定的角度。瑜伽砖可以是一块较低、一块中等高度，也可以是一块中等高度、一块较高。如果需要，可以在髋部和大腿之间放一条叠成长卷的瑜伽毯，为腰部提供更多的支撑。

3. 如果手臂直接放在地板上不太舒服，或者无法碰到地板，可以在两侧手臂下方各放一条叠成长方形的瑜伽毯。还可以将瑜伽毯的前端向下折以增加高度，使手臂更舒适（图 a）。

4. 将头部转向一侧，几分钟之后，再转向另一侧。每一侧保持相同的时间。

5. 保持这个姿势至少 5 分钟。之后缓慢坐直身体，将瑜伽枕挪开，伸展双腿。

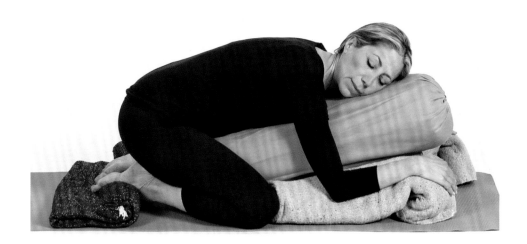

a

做法

体式二所需辅具：
- 瑜伽垫；
- 2 把椅子；
- 1~2 个瑜伽枕；
- 1~2 块瑜伽砖。

1. 如果在体式一中感觉膝盖不舒服，可以将两把椅子面对面摆好。将一个瑜伽枕的一端立在其中一把椅子的椅面上，另一端靠在椅背上，形成一定的角度。可以在瑜伽枕下方放 1~2 块高度适中的瑜伽砖，或者用另一个瑜伽枕作为支撑。坐在另一把椅子的边缘，将身体朝向瑜伽枕，向前弯曲身体，使整个腹部靠在瑜伽枕上。将手臂放在感觉舒适的地方（图 b）。

2. 将头部转向一侧、脸颊放在瑜伽枕或叠放的双手上。几分钟之后，将头部转向另一侧，放松这一侧脸颊。每一侧保持相同的时间。

3. 保持这个姿势至少 5 分钟。之后缓慢坐直身体，将瑜伽枕挪开，伸展双腿。

变式

以下是一种很好的变式：将一条叠成长方形的瑜伽毯放在瑜伽枕的顶部，再将额头放在瑜伽毯上。垫高瑜伽毯可以为你提供更多的呼吸空间，也可以轻柔地按压迷走神经，使你获得极大的平静感。

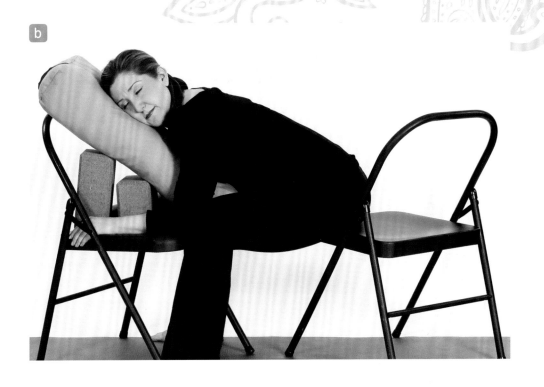

瑜伽小贴士

　　如果你怀孕了，仍然可以练习婴儿式，只要留出一定的空间，将腹部靠在瑜伽枕上即可。

坐角前屈式

所需辅具：

- 瑜伽垫；
- 1个瑜伽枕；
- 1~2条瑜伽毯（叠成头靠枕形或长方形，可选）；
- 2块瑜伽砖（可选）；
- 1把椅子（可选）。

受益脉轮：根轮

督夏平衡：K−、P+、V=

坐角前屈式是一种放松的前屈体式，可以打开大腿内侧肌肉，伸展背部肌肉。有助于缓解器官压力，促进腿部能量循环。在度过了漫长、忙碌而紧张的一天之后，这个体式可以引导你关注自己的内在。

做法

1. 面向瑜伽垫的长边，坐在垫子上。将两条腿打开，形成一个舒适的扇形。尽量大幅度地打开双腿，使自己感受到拉伸，但不要使臀部或膝盖后方感觉疼痛。如果你无法保持背部挺直，可以坐在一条叠成长方形的瑜伽毯上，使髋部向前倾斜。

2. 将瑜伽枕纵向放在两腿之间。从髋部向前屈，使腹部靠在瑜伽枕上。将额头放在瑜伽枕上，或将头部转向一侧、脸颊放在瑜伽枕上。如果需要，可以在头部下方垫一条叠成头靠枕形或长方形的瑜伽毯，以增加缓冲。将双臂放在瑜伽枕两侧，或者将双手叠放在瑜伽枕上。

3. 保持这个姿势至少5分钟，之后缓慢坐直身体，将瑜伽枕挪开，并拢双腿。

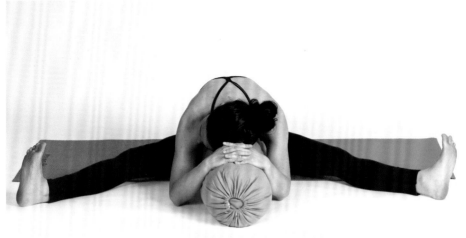

变式

　　以下是这个体式的一个变式：坐在地板上，将手臂放在椅子上、双腿放在椅子腿的两侧。如果你选择这个变式，切记要将一个高度适中的瑜伽枕垫在手臂下方，避免背部过度拉伸。如果一个瑜伽枕不够高，可以试着在瑜伽枕顶部下方放1~2块瑜伽砖，也可以再垫1个以上的瑜伽枕，或者用叠得较厚的瑜伽毯增加高度。使手臂可以舒适地放置。如果手臂不能碰到地板，可以在下面垫瑜伽毯，或者把手臂放在瑜伽枕上。

借助瑜伽枕的俯卧式

受益脉轮：腹轮、脐轮

督夏平衡：K+、P+、V-

所需辅具：
- 瑜伽垫；
- 1个瑜伽枕。

严格来说，这个体式不属于前屈体式，但因为它与前屈体式具有相似的功效，所以放在这部分介绍。这个体式可以反向拉伸背部肌肉，有效缓解背部紧张感；还有助于缓解女性生理问题，如痛经。

做法

1. 在地上铺一张瑜伽垫，将瑜伽枕横向放在瑜伽垫的中间。

2. 面向瑜伽垫的短边跪坐，将髋部放在瑜伽枕上，身体向前趴，抬高臀部。双臂伸向前方，屈手肘，双手叠放在一起。低头并将额头放在双手上。双脚放在地上，呈内八字形。保持双腿、双脚放松。

3. 双手撑地，推动身体向后，离开瑜伽枕，进入婴儿式的体式一。双手臂平行放在瑜伽枕上。几分钟后坐直身体。

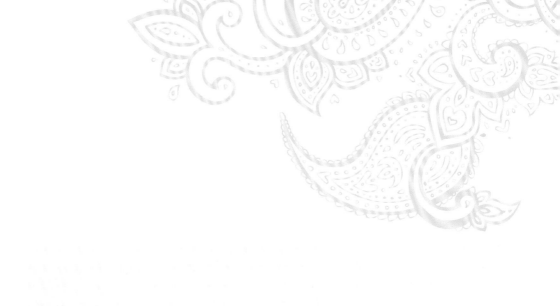

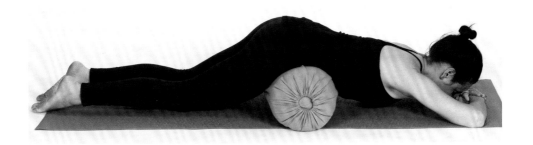

借助椅子的前屈式

体式一所需辅具：
- 瑜伽垫；
- 1条瑜伽毯（叠成方块形，可选）；
- 1条瑜伽毯（叠成长方形，可选）；
- 2块瑜伽砖（可选）。

受益脉轮：根轮、腹轮、三眼轮

督夏平衡：K+、P+、V−

所有前屈体式都会使人内心平静，但过度拉伸会使人难以放松。借助椅子的前屈式可以在保持体式时给予支撑，拉伸身体时不会感到过度紧张。

体式一

做法

1. 在瑜伽垫的前端放一把椅子，面向椅座。双腿交叉盘坐在椅子前面。使身体前屈、手肘弯曲、小臂叠放在椅座上，将额头放在小臂上。如果需要，可以把一条叠成方块形的瑜伽毯放在椅子上，使椅座更柔软。也可以在臀部下面垫一条叠成长方形的瑜伽毯，使自己更舒适。如果这样还觉得不够舒适，可以在膝盖下面再放上瑜伽砖（图a）。

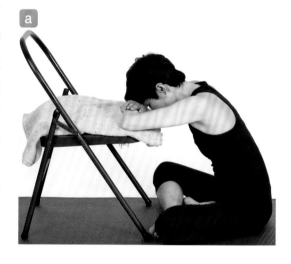

2. 保持这个姿势至少3分钟，交换双腿交叉位置，再保持至少3分钟。

体式二

做法

1. 在瑜伽垫的前端放一把椅子，面向椅座，坐在椅子前面，将一条腿伸直，放在椅子下面；另一条腿弯曲，脚掌朝向骨盆。如果你想增强腿部的伸展，可以把伸直的腿放到椅子的横档上。使身体前屈，手肘弯曲放在椅座上，额头放在小臂上。如果你的头部无法放到小臂上，可以将椅子拉近一些。也可以把一条叠成方块形的瑜伽毯放在椅座上，使椅座更柔软。还可以在臀部下方垫一条叠成长方形的瑜伽毯，使自己更舒适。如果需要，还可以在弯曲的膝盖下方垫一块瑜伽砖或一条叠成短卷的瑜伽毯（图 b ）。

2. 保持这个姿势至少 3 分钟，换另一条腿，再保持至少 3 分钟。

体式二所需辅具：
- 瑜伽垫；
- 1 把椅子；
- 1 条瑜伽毯（叠成方块形，可选）；
- 1 条瑜伽毯（叠成长方形，可选）；
- 1 条瑜伽毯（叠成短卷，可选）。

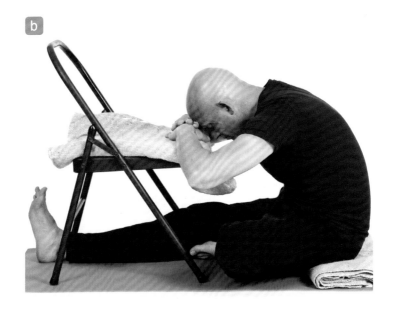

头抵瑜伽砖或瑜伽枕的
下犬式

受益脉轮：根轮、腹轮、脐轮、心轮、

喉轮、三眼轮、顶轮

督夏平衡：K+、P+、V−

所需辅具：

- 瑜伽垫；
- 1块瑜伽砖或1个
  瑜伽枕。

　　下犬式是动态瑜伽中的一种主要的体式，也是一种能使人头脑平静的倒置体式。修复瑜伽中的下犬式有辅具支撑，不会给你的颈部带来任何压力。它能够放松横膈膜、舒缓呼吸、放松肩部紧绷的肌肉，使你产生彻底"放下"的感觉。这个体式对高血压患者也有帮助，还能缓解腰部疼痛。

做法

1. 在地上铺一张瑜伽垫。将瑜伽砖或瑜伽枕纵向放于垫子前端。双膝跪地，双手撑地，脚尖点地，使身体的重量均匀分布于四肢。手的位置要处于肩膀正下方，膝盖的位置应处于髋部正下方。四足跪地后可以微调手和脚的位置。

2. 将瑜伽砖或瑜伽枕放在两臂之间，大概位于胸骨下方位置。

3. 使脚趾抓地、膝盖离开地面，可以保持膝盖微弯。头部和上半身朝向地面，膝盖和髋部向上提。

4. 将额头放在瑜伽砖或瑜伽枕上，调整头部的支撑高度，避免颈部承受压力。即使头部碰不到辅具，也不要弯曲手肘，最好是增加辅具的高度。保持这个姿势至少1分钟。伸展双腿时，尽量多伸展一些。

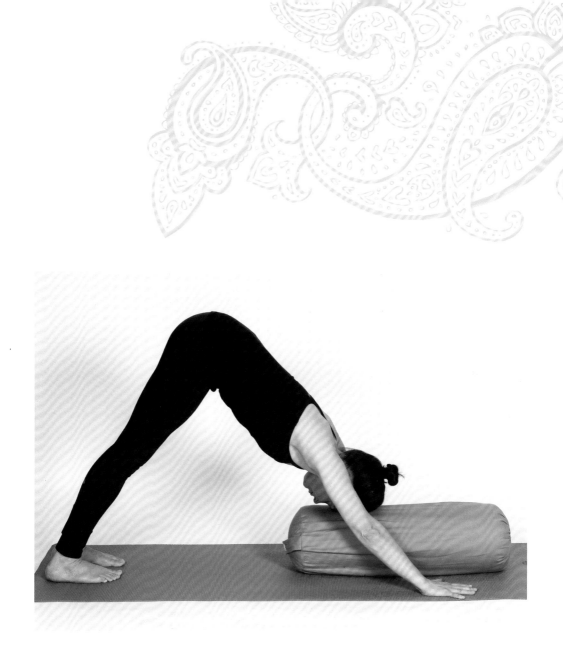

5. 结束这个体式时，弯曲双膝，回到垫子，进入婴儿式（不需要任何辅具），保持这个体式几分钟。

借助瑜伽枕的鸽子式

受益脉轮：腹轮

督夏平衡：K+、P+、V-

注意事项：

　　练习这个体式时，要注意保持骨盆水平，不要过度拉伸髋部。手边多准备几条瑜伽毯，以保持骨盆中正。

所需辅具：

- 瑜伽垫；
- 1个瑜伽枕；
- 1~2条瑜伽毯（叠成长方形或小方块形）；
- 1个瑜伽砖（可选）。

　　鸽子式是几乎每个人都需要练习的体式。因为大数人经常久坐或长时间开车，髋部很容易紧绷。这种紧张的状态会使梨状肌和坐骨神经相互挤压，从而引发多种问题。在瑜伽中，髋部被称为身体的"储藏室"。这个部位聚集着很多神经，承受着许多与情绪相关的压力。因此，在修复瑜伽中，髋部是一个重点锻炼部位。在练习这个版本的鸽子式时，需要使用瑜伽枕支撑，从而更好地放松身体，释放压力。尽量长时间保持这个体式以彻底清理你的"储藏室"。

做法

1. 在地上铺一张瑜伽垫。在瑜伽垫的前端纵向放一个瑜伽枕，确保瑜伽枕处于瑜伽垫的中线上。

2. 以下犬式开始（头部不放在瑜伽砖或瑜伽枕上）。左脚脚趾撑地，抬起右腿，弯曲右膝盖朝向右手腕，再将髋部降低。双手放在身体两侧，有助于延伸脊柱。

3. 将瑜伽枕沿着瑜伽垫的中线拉向你，置于上半身下方，与脊柱平行，并紧挨右侧小腿。整个腹部向前靠在瑜伽枕上。将双手叠放在瑜伽枕上，再将额头放在双手上。或者将头转向一侧，脸颊放在瑜伽枕上，双臂放在两侧地板上。还可以将一块瑜伽砖放在瑜伽枕前端的下方，以提升高度，使自己更舒适。如果你发现身体向右侧倾斜，可以在右髋和弯曲的右膝盖之间垫一条或两条叠成长方形或小方块形的瑜伽毯。当固定好姿势以后，放松脚部。保持这个姿势至少 3 分钟。如果脸颊放在瑜伽枕上，中途可以转向另一侧，继续保持 3 分钟。

4. 重新进入下犬式（头部下方无须放瑜伽砖或瑜伽枕）。换到左侧，重复上述动作。

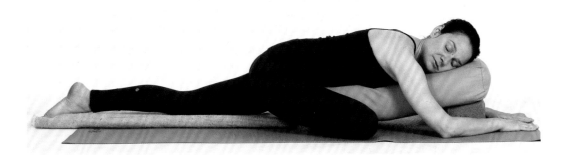

变式

　　如果膝盖和髋部需要更多支撑（特别是膝盖有问题的人），可以将纵向放在身体下方的瑜伽枕横放在大腿下方。具体做法如下：在下犬式向前抬起一条腿时，将瑜伽枕放在大腿下方。确保瑜伽枕横向放在瑜伽垫上，并与弯曲的小腿平行，将大腿正好放于其上。用脚尖点地，以减轻膝盖的压力。将身体前屈，手臂放在地板上。弯曲手肘，将头部放在双手上。

倒置体式

　　我们绝大部分时间都是站着、坐着或躺着，几乎不会倒置，但偶尔的倒置会给我们带来很多好处。倒置体式是大部分瑜伽序列中不可或缺的部分。根据艾扬格瑜伽的理念，倒置体式的"重力反转"效应有助于器官休整，并使滞留在脚部的气血重新流回全身，实现整体修复的功效。当你练习倒置体式时，新鲜的淋巴液会流经全身，新鲜的血液会流向心脏和大脑，从而增强免疫系统功能，使大脑更清醒。这个体式还具有很多其他益处，如促进乳酸的代谢以缓解腿部和脚部疲劳（如果你在健身房锻炼过度，倒置体式是非常棒的选择），轻柔拉伸腿部后侧肌肉，以及缓解背部疼痛。另外，倒置体式对于缓解时差相关症状也非常有效。倒置体式最重要的功能是使内心平静，这正是修复瑜伽的核心功能。

瑜伽小贴士

　　几乎所有人都能从修复瑜伽的倒置体式中获益，这也正是它的魅力所在。相比传统的倒置体式，这个体式更安全。比如，对于有颈部僵硬或颈椎间盘突出等问题的人来说，靠墙倒箭式（无论是否有瑜伽枕辅助）是一种比传统倒置更安全的体式；对于肩部有问题的人来说，瑜伽椅肩倒立式也十分安全。尽管如此，对于患视网膜脱落、严重心脏病或严重头痛的人来说，不建议练习修复瑜伽的倒置体式。

靠墙倒箭式

受益脉轮：根轮

督夏平衡：K–、P+、V=

这个体式和借助瑜伽枕的靠墙倒箭式相似，但不同的是，你只需要一面墙壁，便可以练习这个体式。当漫长的一天结束后，练习这个体式有助于恢复平静并进行自我修复；或者在剧烈的锻炼之后有助于代谢腿部的乳酸。通常不建议处于经期的女性练习倒置体式，不过经期血量不多时可以尝试。

做法

1. 侧躺在瑜伽垫上，像胎儿一样蜷曲身体，使臀部尽量靠近墙壁。

2. 转身仰卧在垫子上，双腿靠在墙上伸直。双臂向身体两侧伸展，与上半身成 T 字形，或弯曲手臂成 U 字形。如果下巴扬起太高，导致过度伸展，可以在头部下方垫一条叠成头靠枕形的瑜伽毯，使下巴与胸部齐平。

3. 如果需要，可以将一条瑜伽毯打开，盖在脚上，使身体更温暖。调整好姿势后，专注于呼吸。保持这个姿势 5~20 分钟。

4. 起身之前，弯曲双膝，侧翻到右侧，慢慢坐起来。

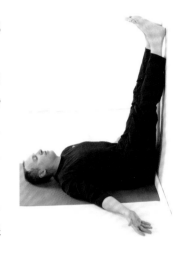

> **变式**
>
> 如果你想伸展腿部的不同位置，可以练习它的变式。靠墙的腿可以呈坐角式、束角式、剪刀腿式。练习时记得换腿，每一侧保持相同的时长。

注意事项：

怀孕 6~9 个月的孕妇不建议练习该体式；青光眼患者可以安全练习。

所需辅具：

- 瑜伽垫；
- 墙壁；
- 1 条瑜伽毯（叠成头靠枕形，可选）；
- 1 条瑜伽毯（盖在身上，可选）。

借助瑜伽枕的靠墙倒箭式

受益脉轮：根轮、腹轮

督夏平衡：K-、P+、V=

注意事项：

怀孕 6~9 个月的孕妇不建议练习这个体式，因为平躺风险较大。

所需辅具：

- 瑜伽垫；
- 墙壁；
- 1 个瑜伽砖；
- 2 个瑜伽枕；
- 1 个瑜伽毯（叠成长方形，可选）。

许多瑜伽练习者喜欢这个体式，因为它可以带来较好的整体修复效果。还可以带来后弯体式的很多益处，使疲劳的腿部和脚部得以休息，使神经系统恢复平静。这个体式也非常适合旅行时练习，有助于平衡身体能量。长时间坐飞机导致的常见问题是腿部水肿。这个体式有助于促进血液循环，消除腿部水肿，而且体式易于完成。此外，保持这个体式 20 分钟，对于神经系统具有修复效果，相当于小睡一会（这是一种"清醒的小睡"，需要一直专注于呼吸）。它还具有许多后弯体式的益处，使你满血复活。

做法

1. 将一块较低瑜伽砖的长边横向靠墙放在垫子上，再将一个瑜伽枕紧贴瑜伽砖横向放在垫子上，然后挪开瑜伽砖（放置瑜伽砖只是为了使瑜伽枕与墙壁保持适当的距离）。

2. 如果需要，可以将一条叠成长方形的瑜伽毯铺在瑜伽枕中间，形成 T 字形。将瑜伽毯多出来的部分平铺在瑜伽垫上。

3. 侧身坐下，使一侧髋部紧靠瑜伽枕，慢慢放下肩部和头部，侧躺下来。

4. 翻身仰卧在垫子上，将腿部靠在墙上伸直，调整身体的位置，使尾骨处于瑜伽枕上。

5. 使双臂向身体两侧伸展，与上半身成 T 字形，或者弯曲手臂成 U 字形。如果需要，可以将铺在瑜伽垫上的瑜伽毯卷起来，垫在颈部下方。

6. 调整好姿势，专注于呼吸。保持这个姿势 5~20 分钟。

7. 起身之前，弯曲双膝，将瑜伽枕推到墙边，侧翻到右侧，慢慢坐起来。

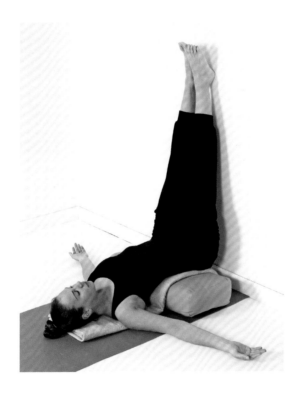

变式

　　如果你的腘绳肌较紧，靠在墙上时膝盖弯曲幅度可以大一些。可以将腰部靠在瑜伽枕上，使腿部稍微离开墙壁。再将一个瑜伽枕垂直于墙壁放置，以支撑大腿。也可以在膝盖后部放一条叠成长卷的瑜伽毯，以支撑膝盖。

瑜伽椅抬腿式

受益脉轮：腹轮

督夏平衡：K–、P+、V=

所需辅具：
- 瑜伽垫；
- 1把椅子；
- 1条瑜伽毯（叠成头靠枕形）；
- 1条瑜伽毯（叠成方块形，可选）；
- 瑜伽枕（可选）。

练习倒置体式时，如果腘绳肌太紧，练习这个体式会很不舒服，并且向上抬腿拉伸时容易受伤。瑜伽椅抬腿式是用一把椅子支撑小腿，使腘绳肌得到放松。这样既可以从倒置体式中获得诸多益处，又不会感觉不适；还可以使神经系统平静下来，使腿部和脚部得到休息、腰部得到放松。另外，孕晚期不建议练习这个体式。

做法

1. 在瑜伽垫上放一把椅子。
2. 在椅座上放一条叠成方块形的瑜伽毯。
3. 先侧躺下来，再翻身仰卧在垫子上。将小腿放在椅座上，腘窝不要放到椅子上。
4. 将双臂放在身体两侧，与上半身成T字形或U字形，也可以置于身体两侧，与身体保持一段距离。如果需要，可以将一条叠成头靠枕形的瑜伽毯垫在颈部下方。如果想在腰部放一个瑜伽枕，可以用小腿压住椅座，抬起臀部，再将瑜伽枕放到腰部下方。
5. 调整好姿势后，专注于呼吸。保持这个姿势5~20分钟。
6. 起身之前，弯曲双膝，双手抱住膝盖拉向身体，侧翻到右侧，慢慢坐起来。

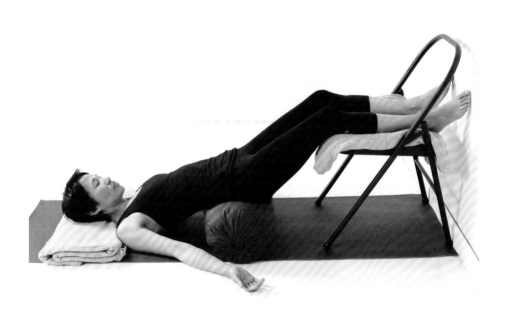

瑜伽智慧

　　过去和现在的苦难已无法回避，但是通过瑜伽练习可以避免未来的苦难。

瑜伽椅船式

所需辅具：

- 瑜伽垫；
- 1~3 条瑜伽毯（叠成
  方块形，2 条为可选）；
- 2 把椅子；
- 6 块瑜伽砖；
- 2 个瑜伽枕；
- 1 条瑜伽毯（叠成头靠
  枕形，可选）；
- 1 条展开的瑜伽毯（盖
  在身上，可选）。

受益脉轮：腹轮

督夏平衡：K−、P+、V=

　　虽然这个体式在设置辅具时比较烦琐，但不要知难而退。这个体式非常值得练习，它有助于平静并修复神经系统。如果练习时将瑜伽毯裹在身上，形成令人感觉平静的"茧"状，可以更好地缓解情绪上的伤痛。通常不建议怀孕超过 3 个月的孕妇练习倒置体式，虽然这个体式对于她们来说是安全的。

做法

1. 在瑜伽垫上铺一条叠成方块形的瑜伽毯，以增加瑜伽垫的厚度。

2. 在瑜伽毯的两端分别倒放两把椅子，使椅子腿相对。

3. 将两块较低的瑜伽砖分别放在两把椅子背面的座椅凹槽内，然后在瑜伽砖上各斜放一个瑜伽枕，使瑜伽枕的窄边正好靠在瑜伽毯上。用瑜伽砖支撑瑜伽枕，防止瑜伽枕下滑。使设置好的辅具看上去成 V 字形。

4. 坐在两把椅子中间的毯子上，使后背靠在一把椅子的瑜伽枕上。双腿抬起，放到另一把椅子的瑜伽枕上。调整两把椅子之间的距离，直到感觉舒适为止。不要使背部和腿部有任何紧张感。如果需要，可以在靠近上半身的两侧椅子腿上各挂一条叠成方块形的瑜伽毯，使肩部感觉更舒适。如果头部需要支撑，可以在头部下方垫一条叠成头靠枕形的瑜伽毯。如果想感受包裹成"茧"的感觉，可以在整个辅具上盖一条瑜伽毯，像帐篷一样遮住自己，仿佛与外界隔绝，从而更有安全感。

5. 将小臂放在身体上，或者在身体两侧各放一块瑜伽砖，再将手臂放在瑜伽砖上。调整好姿势后，专注于呼吸。保持这个姿势 5~20 分钟。

6. 起身之前，双脚踩住椅子，伸直双腿，将椅子推开。然后弯曲双膝，侧翻到右侧，慢慢坐起来。

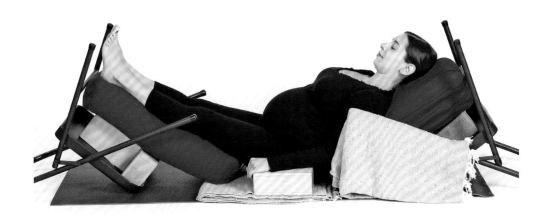

瑜伽智慧

　　取得成果并不是瑜伽的目标，严格练习而不执着于成果，才是瑜伽的终极目标。

瑜伽椅肩倒立式

受益脉轮：喉轮

督夏平衡：K–、P+、V=

所需辅具：

- 瑜伽垫；
- 1把椅子；
- 1条瑜伽毯（叠成方块形）；
- 1个瑜伽枕；
- 1条瑜伽毯（叠成长方形，可选）。

这个体式能够带来传统肩倒立式的益处。一般来说，大家认为肩倒立是所有体式的源头，可以舒缓紧张的神经系统、缓解失眠、改善消化系统功能、减轻心脏压力，并能增加头部供血从而缓解鼻塞等感冒症状。另外，这个体式对免疫系统有很多益处。虽然这个体式具有一定的挑战性，但因为有辅具支撑，不必担心无法完成。

做法

1. 在瑜伽垫上放一把椅子，使椅座面向自己，椅子稍微离开墙壁。将一条叠成方块形的瑜伽毯放在椅座上，在瑜伽垫紧靠椅子处横向放置一个瑜伽枕。

2. 面向墙壁，跨坐在椅子上，再将双腿抬起、双脚靠在墙壁上。抬起腿时，使背部放低，直到低于椅座。以双臂支撑身体，慢慢下滑身体，使胸背部滑到垫子上的瑜伽枕处，而腰部留在椅子上。此时，肩膀应该刚好处于瑜伽枕上。如果需要，可以在头部下方放一条叠成长方形的瑜伽毯以支撑头部。手臂向身体两侧打开，与身体成 T 字形或 U 字形。无论哪一种方式，选择最舒适的姿势即可。保持这个姿势 5~15 分钟。

3. 身体继续向下滑，直到腰部靠在瑜伽枕上、上半身全部处于地板上。使尾骨轻触地面。弯曲双膝，使双脚脚心相对、双腿成菱形，放到椅座上。保持这个姿势 5~20 分钟。如果你想尽快结束，这个姿势可以只保持 1 分钟。

4. 起身之前，将自己推离椅子，使身体向前滑，直到臀部离开瑜伽枕、
   腰部彻底置于地板上。然后侧翻到右侧，慢慢坐起来。

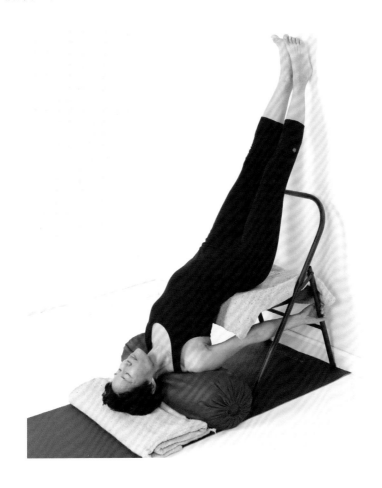

变式

　　练习这个体式时，要确保颈部得到完全支撑。不要将下巴抵
在胸口，也不要过度拉伸颈部。如果需要，可在头部下方垫一条
叠成长方形的瑜伽毯，以增强支撑。

结束体式

　　瑜伽休息术是将练习完所有体式时的结束体式。"savasana"在梵文中的意思是"尸体"。这个体式的理念是在练习休息术时像一具"尸体"一样彻底放松身体和精神，不受任何外界影响。听上去可能有些恐怖，但如果你能正确练习这个体式，就会真正理解这一理念的真谛。在情绪层面，休息术能使你"放下"，使那些束缚情绪和身体的东西消失。修复瑜伽的核心正是学会"放下"的艺术。

　　结束体式用来整合之前练习的所有体式，可以将休息术作为练习时的结束体式。尽管是休息术，但它并不意味着真的睡着，如此放松却不能入睡，也具有一定的挑战性。休息术应该至少保持 10 分钟，而超过 15 分钟才能进入深度休息状态。尝试在休息术中"见证"自己，在既放松又清醒的状态下观察自己。休息术有许多变式，一些变式对于缓解心理创伤或精神虐待等情感问题大有益处，还有一些体式更适合孕妇或受伤者。

> **瑜伽智慧**
>
> 　　想象自己是一片海。唯有穿透荡漾的波浪（不断变换的思绪和情绪）、看穿海底时，才能发现真实的自我。

俯卧摊尸式

所需辅具：
- 瑜伽垫；
- 1个瑜伽枕（可选）。

受益脉轮：根轮、腹轮、脐轮、心轮、
喉轮、三眼轮、顶轮

督夏平衡：K+、P–、V=

这个体式可以缓解疲劳及舒缓情绪，具有疗愈作用。可以使用不同的辅具练习。例如，在头部下方垫一条叠成长方形的瑜伽毯，或者在脚下垫一条叠成长卷的瑜伽毯。

变式

如果你有便秘之类的肠道问题或痛经问题，可以将一条瑜伽毯卷成一个比较紧的球，塞到肋骨下方腹部较柔软的位置。

做法

1. 传统的摊尸式是仰卧在地上，而修复瑜伽的摊尸式是俯卧在垫子上。使双脚呈内八字形，脚趾相对。如果需要，可以在瑜伽垫上横向放一个瑜伽枕。俯卧时，将骨盆放在瑜伽枕上。

2. 使双肘弯曲，双手掌心向下，叠放在一起。将额头放在手背上，也可以将头部转向一侧，保持一会儿，之后再转向另一侧。每一侧保持相同的时间。

3. 保持这个姿势多久都可以，只要你感觉舒适。起身前，双手推地，臀部向后坐在脚后跟上，将身体推回婴儿式。休息一会儿，慢慢坐起来。

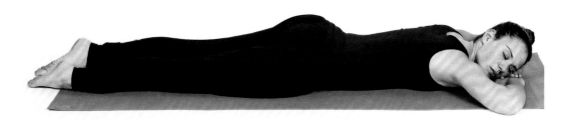

所需辅具：
- 瑜伽垫；
- 1个瑜伽枕；
- 1条瑜伽毯（叠成头靠枕形，可选）；
- 1~3条瑜伽毯（叠成长卷，可选）；
- 1条展开的瑜伽毯（可选）；
- 1个眼枕或头巾（可选）；
- 1~2个沙袋（可选）。

摊尸式

受益脉轮：根轮、腹轮、脐轮、心轮、
喉轮、三眼轮、顶轮
督夏平衡：K+、P−、V=

摊尸式不需要辅具也可以完成，但正像我们开篇讲到的，修复瑜伽的特点是获得支撑感。因此，在练习体式时，最好借助辅具。

做法

1. 舒服地躺在瑜伽垫上。先抱住一侧膝盖向胸部拉，再将这条腿放回瑜伽垫。抱住另一侧膝盖向胸部拉，然后将这条腿放回瑜伽垫。向外伸展手臂，打开腋窝，使双手掌心向上放在瑜伽垫上；或者掌心朝向身体，手臂置于身体两侧。

2. 仔细感受一下是否需要辅具增加舒适度，某些部位是否需要更多支撑。弯曲手肘，将双手放于脑后，轻推头部，使下巴朝向胸部，拉伸颈部。然后松开双手，慢慢将头部放回地面。头部回到地面时，如果感觉颈部不舒服，可以在头部下方垫一条叠成头靠枕形的瑜伽毯。接下来感受一下腰部。如果感觉不舒服，可以微微弯曲膝盖，在膝盖下方横向放一个瑜伽枕。另外，也可以在双脚的跟腱下方放一条叠成长卷的瑜伽毯，这样可能感觉更舒适。如果需要增加重量使自己更放松，可以在身上盖一条展开的瑜伽毯，并在肩部或腹部放一个沙袋。如果需要，还可以使用眼枕和瑜伽头巾。在双臂外侧分别放一条叠成长卷的瑜伽毯，以支撑手臂。使用这些辅具有助于进入深度放松状态。

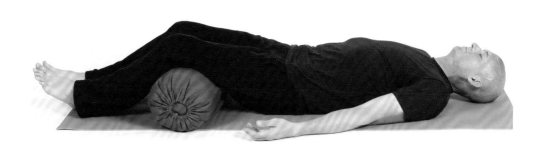

3. 起身之前，先轻轻动一动你的手指和脚趾，再轻轻动一动身体各部位。慢慢抱住双膝，向胸部拉，侧翻到右侧（孕妇转向左侧），调整后双手撑地，回到坐姿。

瑜伽小贴士

如果你有头痛等问题，可以在练习这个体式时增加瑜伽砖和瑜伽沙袋以缓解症状。将瑜伽砖放在头部后方的地板上，上面放一个沙袋。将头部放在瑜伽砖上，使沙袋的一部分正好置于前额上。在移动道具时要注意，不要拉伤自己。

侧卧摊尸式

受益脉轮：根轮、腹轮、脐轮、心轮、
喉轮、三眼轮、顶轮

督夏平衡：K+、P−、V=

所需辅具：

- 瑜伽垫；
- 2 条瑜伽毯（叠成小方块形）；
- 2~3 个瑜伽枕；
- 摊开的瑜伽毯（可选）。

　　侧卧摊尸式是一种需要大量辅具的休息术，适合所有人练习。它能有效缓解疲劳和高血压等症状。当你消化不良或胃部不适时，练习这个体式可以缓解不适、促进消化。侧卧摊尸式对于孕晚期者十分有益，它能减轻怀孕带来的负重感，也是相对安全的体式，不会给下腔静脉带来压力（下腔静脉是一种大静脉，会使血液从身体的下半身循环到心脏）。孕期仰卧会使子宫压迫下腔静脉，导致眩晕和恶心。

做法

1. 左侧卧在垫子上，向外伸展左手臂。

2. 将一条叠成小方块形的瑜伽毯垫在头部下方。

3. 将一个瑜伽枕纵向夹在膝盖和脚踝之间，再将另一个瑜伽枕放在腹部前方，右手臂放在这个瑜伽枕上。为了更舒适，可以在脚踝下方放一条叠成小方块形的瑜伽毯，使膝盖和脚踝高度相同。背后也可以再放一个瑜伽枕以获得更多支撑，这样可以得到深度放松。如果需要，还可以在身上盖一条展开的瑜伽毯。保持这个姿势 10~20 分钟，充分感受侧卧摊尸式带来的益处。

4. 起身之前，先挪开两腿之间及前面的辅具，缓缓回到坐姿，头部应最后抬起。记住要先调整一会儿，再慢慢坐起来。

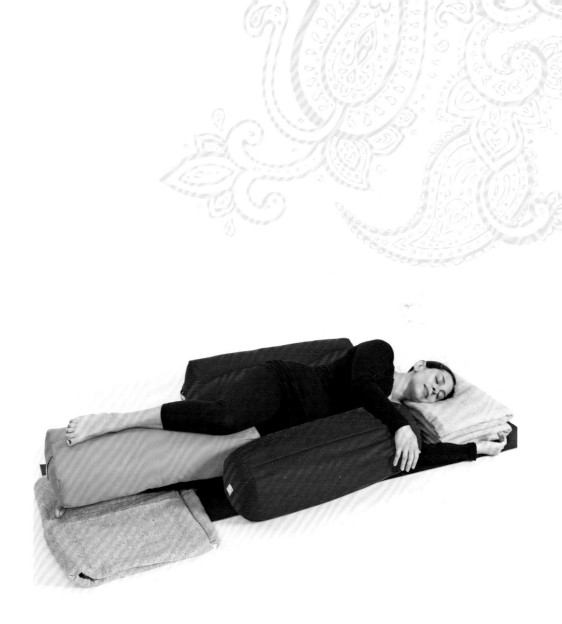

变式

  可以将墙壁作为背部的支撑。将瑜伽垫纵向靠墙摆放，再将瑜伽枕横向靠墙放在瑜伽垫上。在头部下方垫一条叠成小方块形的瑜伽毯作为支撑。

第三部分

瑜伽序列

"任何时候你都可以决定是贴近自己的心灵，还是远离它。"

——越南禅师、教师、作家、诗人　释一行（Thich Nhat Hanh）

本书的目标是帮你掌控自己的健康。现在你已经了解了足够多的信息，并且知道了哪些体式适合自己。每个人的身体状况不同，经历也不同，而正是这些经历成就了这一刻的你。

尽管如此，有时一些编排好的通用练习计划对你仍然有帮助。你可以通过某些序列获得最大益处。修复瑜伽的目标应该很明确，不要随便选择一些体式就开始练习。当你跟随瑜伽老师或理疗师学习时，他们会根据你的情况制订适合你的序列并教你反复练习，同时根据需要随时进行调整。

在接下来的章节中，你将了解不同的序列，这些序列能够帮助你减轻疼痛，有助于你治疗身体的伤病。修复瑜伽适合所有人，包括灵活的运动员、因伤痛运动能力受损或几乎不能运动的人、想变得更有活力的人、平时不运动或刚刚从伤痛中康复的人。在本部分中，你还会学习用于减压的序列，以及有助于解决心理健康问题的序列，这些心理健康问题可能出现在你生命历程的某个阶段。另外，你还会学习一些有益于整体身心健康的序列。

你可以通过修复瑜伽，探索如何达到平衡状态。这一部分会针对各种健康问题设计两种序列形式：短序列和长序列。

- 短序列：练习时间约为 30 分钟，共包含 3~4 个体式，可帮助你打开身体，增强放松感，使你从体式中获益。

- 长序列：练习时间约为 2 小时，有助于你实现真正的深度放松。

接下来的序列都是针对特定健康问题设计的。你会渐渐体会到它们为你的身心健康带来的益处。

提示：本部分中的每个序列都列出了所需的辅具。不同的体式会用到不同折叠方式的瑜伽毯。有些序列中虽然列出了 3~4 条瑜伽毯，但你可以只准备 2 条。练习不同的体式时需要将它们叠成不同的形状。

第 6 章

特定序列介绍

"瑜伽教会我们治愈那些无须忍受的伤痛，并学会忍受那些无法治愈的伤痛。"

——瑜伽大师、艾扬格瑜伽创始人　B.K.S. 艾扬格
（B.K.S.Iyengar）

本章中的序列能够帮助你解决身体和情绪问题。通常一个序列不仅针对一种问题，对其他问题也有帮助。每个序列都有详细说明。针对每种问题，本书都编排了一个短序列和一个长序列，你可以根据自己的情况选择。短序列大概需要 30 分钟，长序列大概需要 2 小时。

序列中的每个体式你都可以选择保持多长时间，具体要求见体式说明。每个体式的时长可以根据自己能够练习的总时长决定，也可以根据自己在练习中的感受决定。如果你保持一个体式不久便觉得不舒服，那就需要调整一下，使自己感觉舒适并尽量保持。如果调整后仍然感觉不舒服，可以停止练习这个体式。

尽管每个序列都是针对特定的身体或情绪问题设置的，但有时序列中的某个体式可能不适合你，如果出现这种情况，你可以随时用其他体式代替。

此外，切记在保持体式时使自己感觉舒适，因此即使体式说明中没有提及辅具，也可以根据需要随时添加。修复瑜伽的目的就是使人感觉舒适，所以在练习本章的序列时，要确保自己感觉舒适。

针对上半身的序列

　　本节中的序列可以缓解常见的上半身僵硬问题。大多数人的肩颈和上半身多少都存在问题。手臂是上半身的延伸，如果身体没有保持正位，手臂、手腕或手肘也会出现问题。无论是为了预防急性发作还是慢性疼痛，或者是想锻炼薄弱部位，都可以练习修复瑜伽，这也是修复瑜伽的魅力所在。后文中的序列练习有助于身体保持正位，疗愈有问题的部位，还有助于你从手术或创伤中恢复。请注意，如果你刚做完手术则需要谨慎，在练习之前，务必向医生咨询。

颈部、肩部、上背部和手臂

时长：15~30分钟

所需辅具：

- 瑜伽垫；
- 2条瑜伽毯（分别叠成头靠枕形和长卷）；
- 2个瑜伽枕；
- 1块瑜伽砖；
- 1把椅子；
- 2个沙袋（或者2小袋同等重量的米）；
- 1个眼枕（可选）。

颈部非常脆弱，即使是轻微的创伤或压力，也会给颈部带来伤害。如果你的颈椎间盘错位，疼痛就会从颈部沿着手臂一直扩散到指尖。肩部也经常承受很大压力，是身体中较为脆弱的部位，很容易受伤。如果你长时间伏案工作或开车，可能会感觉上背部疼痛。此外，你的手臂还可能出现酸痛、网球肘或腕管综合征等问题。如果你能学会放松，释放手部的压力，这些放射性疼痛就会消失。下面两种序列对于减轻上述压力很有效。

短序列

做法

1. 以拉伸颈部开始。保持颈部向一侧拉伸（图1），并进行几次深呼吸。可以的话，向地面方向伸展手臂。感受颈部的完全放松。

2. 进入鹰臂式。将下巴向下收（图2a），尽可能长时间放松下巴，并多呼吸几次，以释放颈部的压力。结束时，抬起头（图2b）。

3. 进入利用毛毯卷进行后弯的3个体式中的体式一。将卷起来的瑜伽毯放到肩部下方，伸展整个上背部（图3）。保持这个体式至少2分钟。起身时，身体转向右侧。坐起来，再进入下一个体式。

4. 进入心胸打开式（图4）。专注于使新鲜、充满元气的能量进入身体。深呼吸，体会压力远离身体的感觉。保持这个体式至少5分钟。

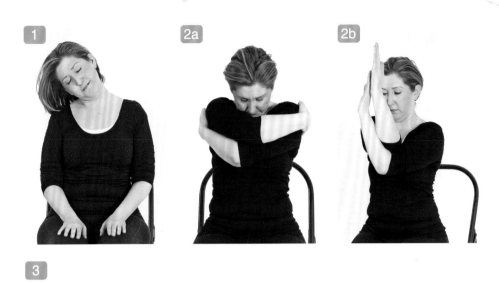

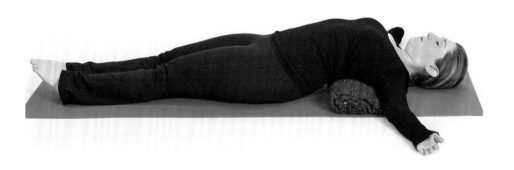

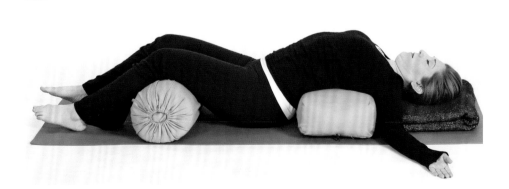

5. 进入腹部扭转式。将一个瑜伽枕横向放在瑜伽垫的中间，将另一个瑜伽枕夹在两膝之间，以支撑骨盆（图5）。保持这个扭转体式每侧至少3分钟。

6. 以摊尸式结束这个序列。这个体式要求在两侧肩膀上各放一个沙袋（图6），以帮助肩部消除紧张感。充分感受肩部沙袋的重量。当摊尸式结束后，即使挪开沙袋，你依然感觉很轻松。保持这个体式10分钟。

瑜伽小贴士

如果你在练习这个序列时（特别是练习心胸打开式时）感到任何不适，都可以根据需要随时增减辅具。尽可能使自己感觉舒适，这样才能从序列中获益。

5

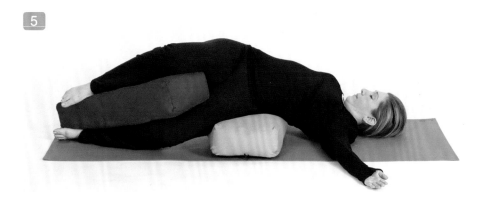

6

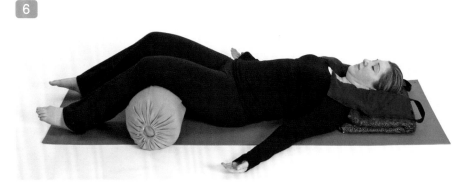

长序列

做法

1. 来到墙边，以手触墙下犬式开始（图1）。每一次呼吸都专注于放松颈部和肩部。

2. 进行两轮颈部拉伸（图2）。

3. 颈部拉伸（图2）结束后，进入牛面式（图3a~3c），每侧至少保持3次呼吸的时间。

所需辅具：

- 瑜伽垫；
- 2条瑜伽毯（叠成头靠枕形和长卷）；
- 1个瑜伽枕；
- 2块瑜伽砖；
- 1把椅子；
- 2个沙袋（或者2小袋同等重量的米）；
- 1条伸展带；
- 1个眼枕（可选）。

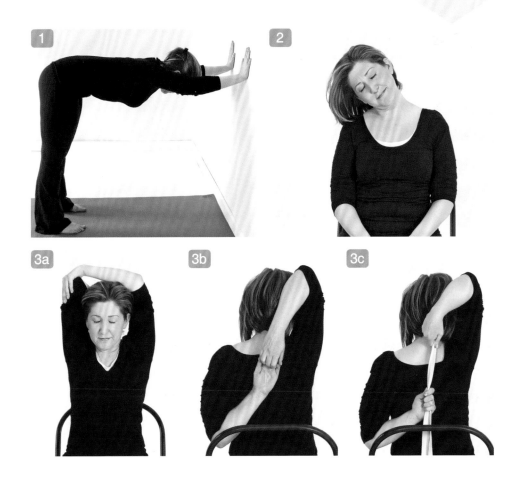

4. 进行两轮肩部拉伸（图 4a~4f）。想象你正在释放上半身每块肌肉的压力。

5. 进入利用毛毯卷进行后弯的 3 个体式中的体式一。将卷起来的瑜伽毯放到肩胛骨的下方，伸展整个上背部（图 5）。保持这个体式至少 2 分钟。

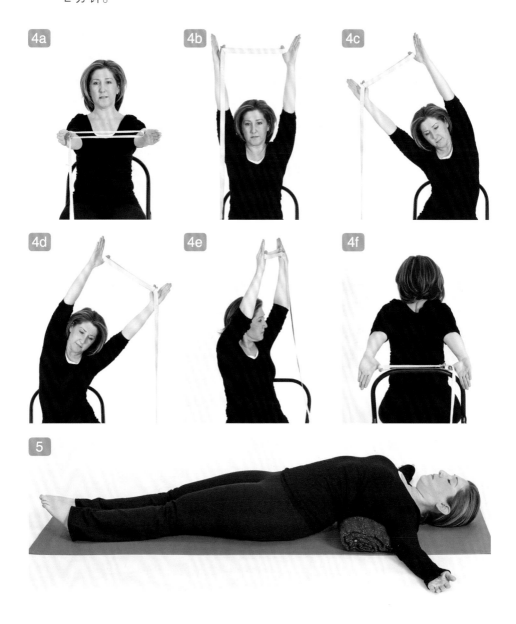

6. 进入心胸打开式。打开胸腔，释放背部的压力（图6）。保持这个体式10分钟。

7. 进入仰卧桥式体式一（图7），将注意力集中在打开的胸腔上，保持这个体式最少8分钟，最多20分钟。

8. 进入婴儿式的体式一（图8）。延长呼气时间以释放压力。保持这个体式最少6分钟，最多15分钟。

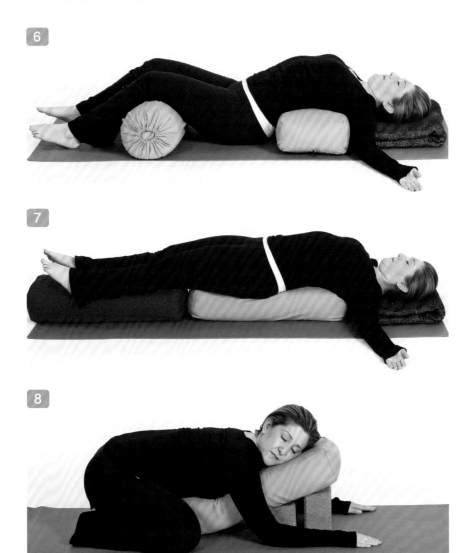

9. 进入有瑜伽枕辅助的腹部朝下扭转式（图9）。集中注意力，每次呼气时都加深扭转，以释放上半身的压力。每侧保持3分钟。

10. 以摊尸式结束这个序列。这个体式要求在两侧肩膀上各放一个沙袋（图10），以帮助肩部消除紧张感。充分感受肩部沙袋的重量。摊尸式结束后，即使挪开沙袋，你依然感觉很轻松，保持这个体式10分钟。

9

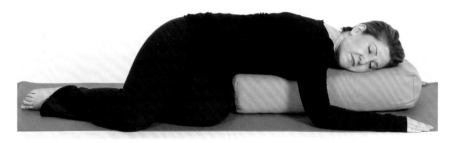

10

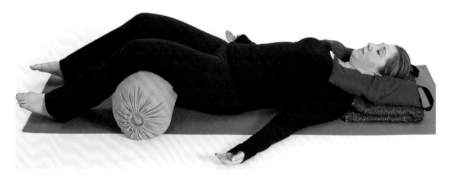

针对下半身的序列

久坐久站、穿不合适的鞋、过度训练等都会对下半身造成伤害。不管你是本来就存在身体不平衡问题，还是身体有创伤，或者因重复性压力导致身体受伤，下面的序列都能帮助你恢复身体的灵活性，同时帮助你舒缓各种疼痛。

腿部、膝盖和脚部

时长： 40分钟

所需辅具：

- 瑜伽垫；
- 2块瑜伽砖；
- 2条伸展带；
- 2条瑜伽毯；
- 1个瑜伽枕；
- 1个眼枕（可选）。

　　我们每天都会频繁地使用腿、膝盖和脚，所以这些部位经常出现问题。双脚可能是我们最容易忽视的部位，但它们承担着全身的重量；双腿也会因不良走路姿势而受损。以下序列主要针对腿部和脚部疲劳的人，也有助于减轻膝盖的不适。如果你最近做了腿部、膝盖或脚部手术，这些序列有助于术后恢复。但是，在练习的过程中务必保持舒适，只要感觉疼痛，就立刻停止。

短系列

做法

1. 以手触墙半三角前屈式开始。将一块瑜伽砖放在前面那只脚的前脚掌下面（图1）。每侧保持2分钟。

2. 进入仰卧手抓脚式。将一条腿伸直抬起，先向外打开，再倒向身体另一侧，每个动作各保持1分钟（图2a~2c）。换另一条腿，重复以上步骤。

3. 来到墙边，进入靠墙倒箭式。练习这个体式时，你需要使用2条伸展带分别绑住小腿和大腿（图3）。保持这个体式10分钟。如果你感觉不舒服，可以提前结束这个体式。结束之前，先将伸展带松开。

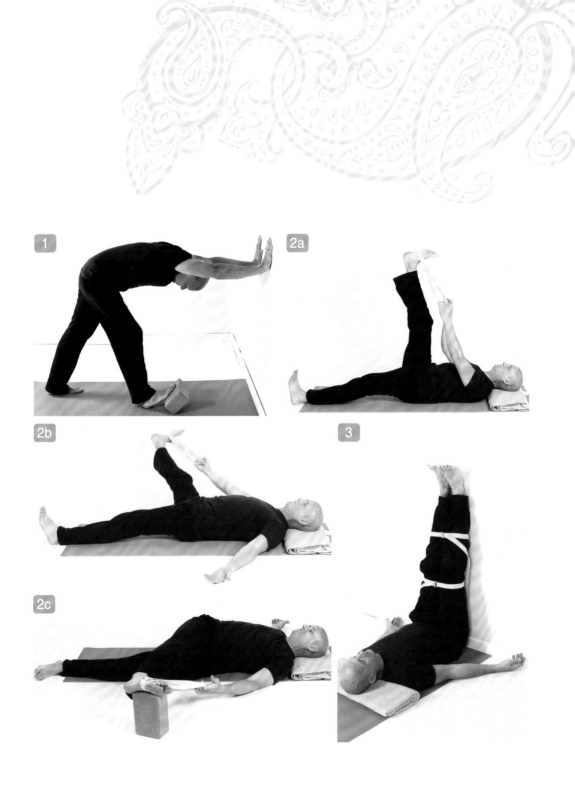

4. 进入有支撑的仰卧束角式的体式二（图4），保持这个体式4分钟。

5. 接下来进入仰卧英雄式的体式三，保持这个体式几分钟。务必在胫骨下方垫一条瑜伽毯，并坐在瑜伽砖上（图5），这样有助于缓解膝盖和双脚的不适。

4

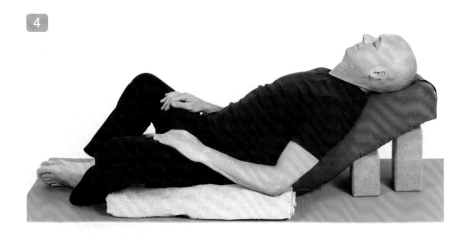

5

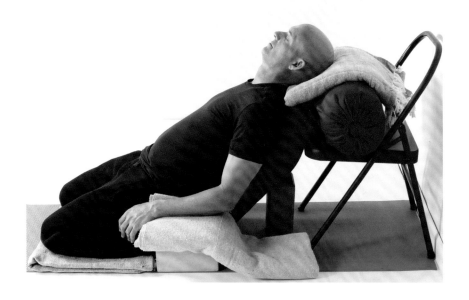

6. 以摊尸式结束这个序列。在膝盖下方放一个瑜伽枕（图6）。如果需要，可以使用眼枕。保持这个体式10分钟。

6

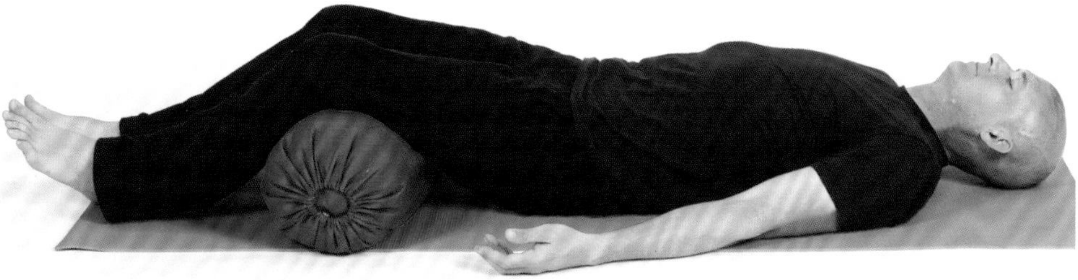

瑜伽智慧

　　无论你的身心状况如何，都可以练习瑜伽。无论是疲劳、虚弱、元气满满，还是身强力壮，随时都可以开始。

时长：1 小时

所需辅具：
- 瑜伽垫；
- 2 块瑜伽砖；
- 1 条伸展带；
- 2 条瑜伽毯；
- 2 个瑜伽枕；
- 1 把椅子；
- 1 个眼枕（可选）。

做法

1. 以下犬式开始，用头抵住一块瑜伽砖（图 1）。保持这个体式 3 分钟。

2. 进入仰卧手抓脚式。将一条腿伸直抬起，先向外打开，再倒向身体另一侧，每个动作各保持 1 分钟（图 2a~2c）。换另一条腿，重复以上步骤。

3. 进入有支撑的仰卧束角式的体式二（图 3），保持这个体式 10 分钟。

4. 坐到椅子前，练习借助椅子的前屈式的体式二（图 4）。每侧保持 4 分钟。

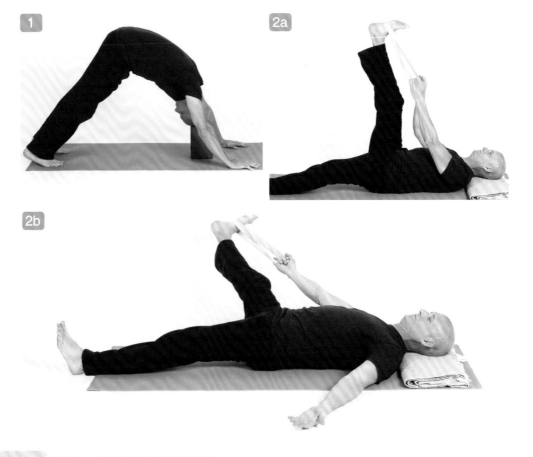

1

2a

2b

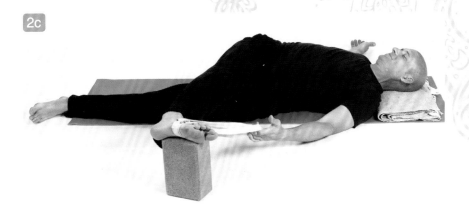

2c

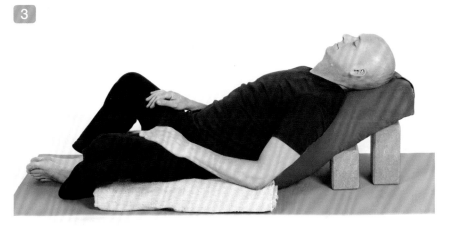

3

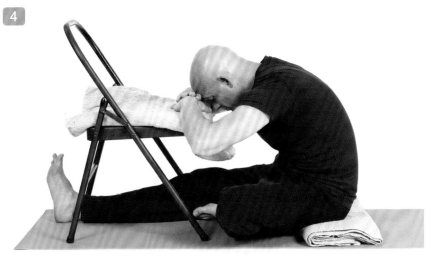

4

5. 进入剪刀腿腹部朝下扭转式（图 5），每侧保持 3 分钟。

6. 来到墙边，进入靠墙倒箭式。练习这个体式时，你需要使用两条伸展带分别绑住小腿和大腿（图 6）。保持这个体式 10 分钟。

7. 靠墙设置好椅子，进入瑜伽椅肩倒立式（图 7a），保持这个体式 6 分钟。结束这个体式之前，先将腰部滑到瑜伽枕上，再将双腿放在椅座上（图 7b），休息 2~3 分钟。

8. 来到垫子上，以摊尸式结束这个序列。在膝盖下方放一个瑜伽枕（图 8）。如果需要，可以使用眼枕。保持这个体式 12 分钟。

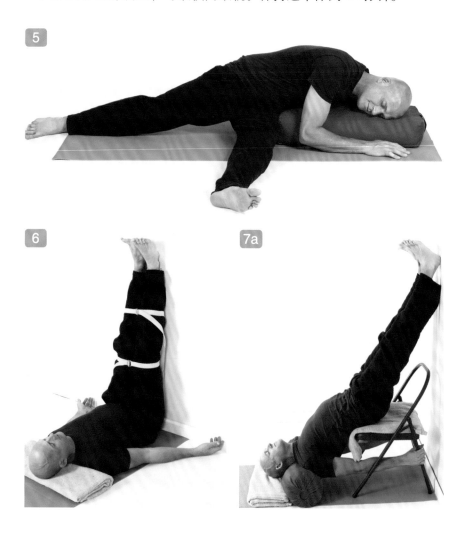

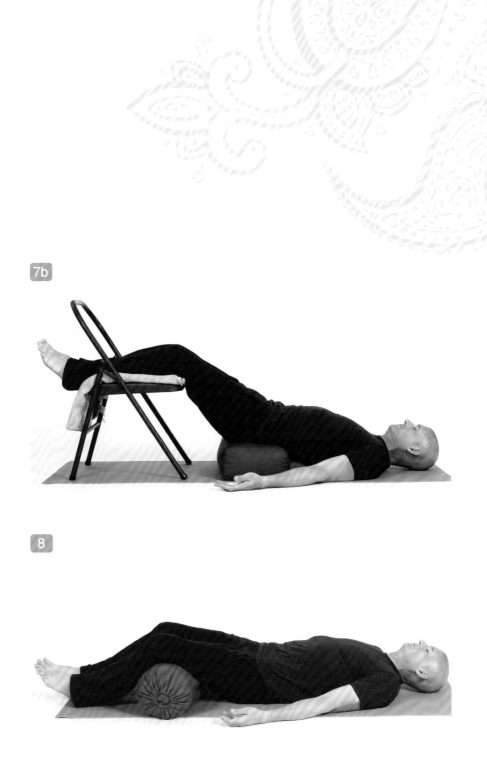

髋关节

时长： 30分钟

所需辅具：

- 瑜伽垫；
- 1条伸展带；
- 2条瑜伽毯（分别叠成头靠枕形和长方形）；
- 2个瑜伽枕；
- 2块瑜伽砖。

正如前面提到的，髋关节被称为身体的"衣柜"，承载着巨大的压力。有一点非常重要，那就是肌肉是有记忆的。髋关节肌群储存的记忆与我们的安全感密切相关。如果你在生活中缺乏安全感，那么练习瑜伽能帮你释放压力，重获安全感。髋关节紧绷可能是全身问题的根源，从背部向下一直到膝盖，都会受到影响。在现代社会，我们几乎一整天都坐在办公室或车里，因而常常感到髋部紧绷。接下来的序列能帮你放松髋部，进而放松身心。

短序列

做法

1. 以仰卧手抓脚式开始。将一条腿伸直抬起，先向外打开，再倒向身体另一侧，每个动作各保持1分钟（图1a~1c）。换另一条腿，重复以上步骤。

1a

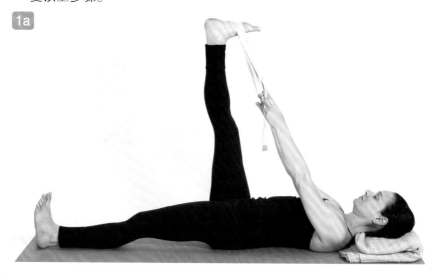

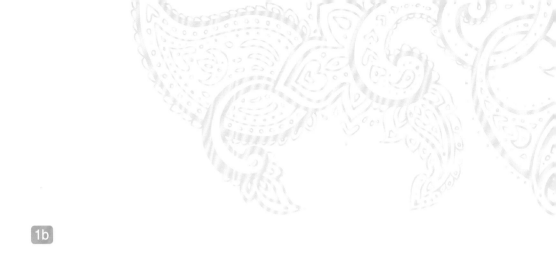

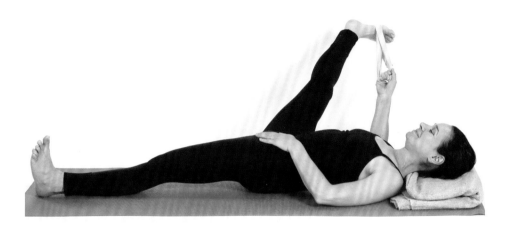

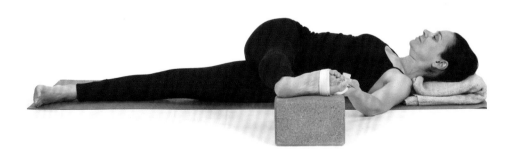

2. 进入有支撑的仰卧束角式的体式四。在这个体式中，将一个瑜伽枕放在身后（摆放方式与体式一相同），再将另一个瑜伽枕横向放在膝盖下面。打开双腿，膝盖向两侧自然垂下（图 2）。保持这个体式至少 10 分钟。

3. 以摊尸式结束这个序列（图 3），保持这个体式 5~15 分钟。

2

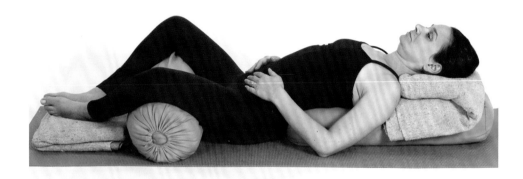

3

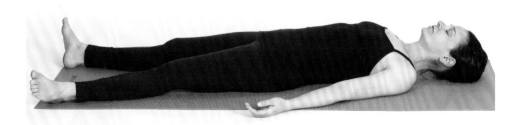

长序列

时长：1 小时

所需辅具：

- 瑜伽垫；
- 1 条伸展带；
- 2 个瑜伽枕；
- 2 块瑜伽砖；
- 1 条瑜伽毯（叠成
  长条形）。

做法

1. 以仰卧手抓脚式开始。将一条腿伸直抬起，先向外打开，再倒向身体另一侧，每个动作各保持 1 分钟（图 1a~1c）。换另一条腿，重复以上步骤。

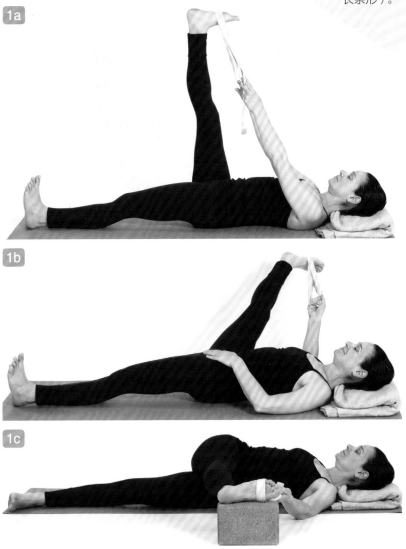

1a

1b

1c

2. 进入坐角前屈式。在这个体式中，你需要一个瑜伽枕。每侧保持 3 分钟。如果你喜欢，也可以使头部朝前、将额头放在手上（图 2）。

3. 进入有支撑的仰卧束角式的体式五（图 3），保持这个体式 10 分钟。

4. 进入借助瑜伽枕的鸽子式，帮你继续打开髋关节。每侧保持 3 分钟。使用瑜伽枕来支撑上半身（图 4），这样你就能尽量放松。

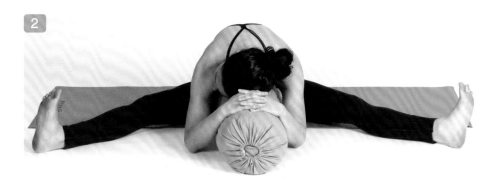

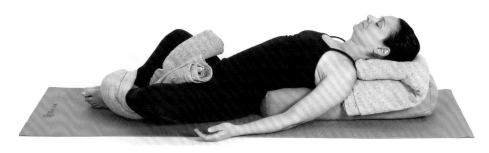

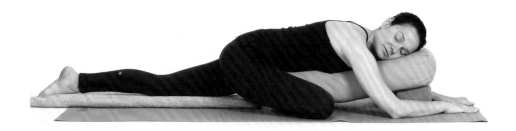

5. 进入十字瑜伽枕仰卧式。充分伸展双腿，将头向后仰，完全打开身体前侧（图5）。保持这个体式至少4分钟。

6. 进入剪刀腿腹部朝下扭转式（图6）。扭转之前，记住先伸展脊柱。每侧保持2分钟。

7. 以摊尸式结束这个序列（图7）。保持这个体式10分钟。

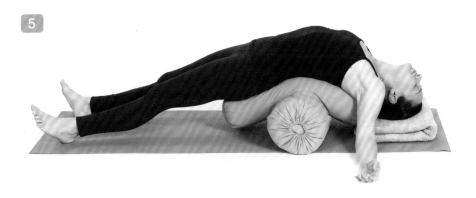

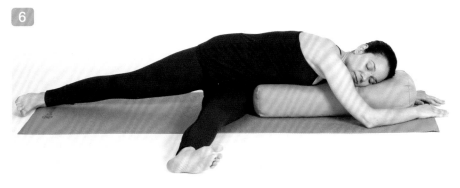

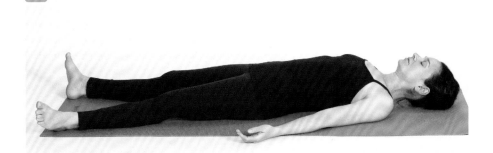

针对腰背部问题的序列

　　修复瑜伽能使你的背部恢复舒适状态。虽然锻炼背部的运动很多，但那些都是主动运动，被动的体式对修复起着至关重要的作用。

腰背部疼痛

腰部疼痛的原因很多，如重复性动作、姿势不良、腹部肌肉无力等，可能引发椎间盘突出、腰部韧带和肌肉拉伤。压力也可能导致腰部疼痛，当你的身体因承受压力而紧张时，背部肌肉就会变得紧绷。情绪问题也会引发背部疼痛。所有这些因各种因素引发的腰部疼痛都能通过修复瑜伽得到缓解。以下序列中的体式可以放松腰部肌肉，消除引发疼痛的因素。如果你专注于呼吸，在保持体式的时间里，便不会产生不良情绪，能够完全放下心中的思虑。

时长：30 分钟

所需辅具：

- 瑜伽垫；
- 1 个瑜伽枕；
- 2 块瑜伽砖；
- 2 条瑜伽毯（叠成长卷）；
- 1 把椅子（可选）；
- 沙袋（可选）；
- 眼枕（可选）。

短序列

做法

1. 以脚抵墙猫 / 牛式开始（图 1a/1b），并专注于你的呼吸。牛式时吸气，猫式时呼气，做 3 组。这个体式能够放松横膈膜，进而放松整个背部。

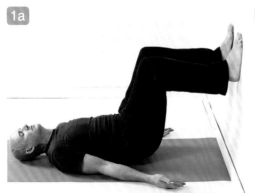
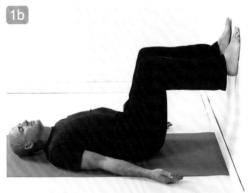

2. 进入坐姿扭转式的体式二（图2）。每侧至少保持3次呼吸的时间。

3. 进入有支撑的仰卧束角式的体式一或体式二，保持这个体式15分钟。确保腰部正好处于瑜伽枕上（图3），以得到完全的支撑。如果需要，可在腿上盖一条瑜伽毯。

4. 以摊尸式结束这个序列，保持这个体式10分钟。这里与一般的体式稍有不同，你需要将一个沙袋放在下腹部（图4），以更好地放松背部。另外，使用眼枕能使你更舒适。

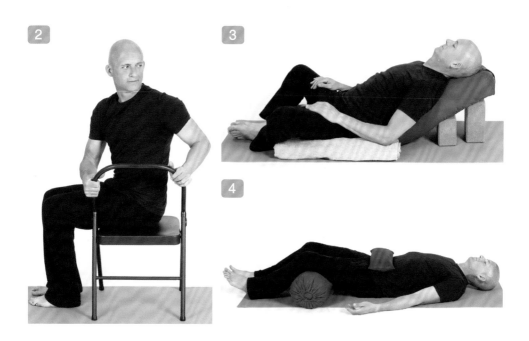

时长：75分钟

所需辅具：

- 瑜伽垫；
- 1 条伸展带；
- 1 条瑜伽毯（叠成
  长卷）；
- 1 条瑜伽毯（叠成头靠
  枕形）；
- 2 块瑜伽砖；
- 1 个瑜伽枕；
- 1 把椅子；
- 1 个沙袋；
- 1 个眼枕（可选）。

长序列

做法

1. 以仰卧手抓脚式开始。在这个体式中，需要将一
   条瑜伽毯放在头部下方以支撑颈部。将一条腿伸
   直抬起，先向外打开，再倒向身体另一侧，每个
   动作各保持 1 分钟（图 1a~1c）。换另一条腿，
   重复以上步骤。记得在将腿向 3 个方向伸展时，
   应使用伸展带套住脚掌，并用力拉伸展带，以增
   强腿部拉伸感。

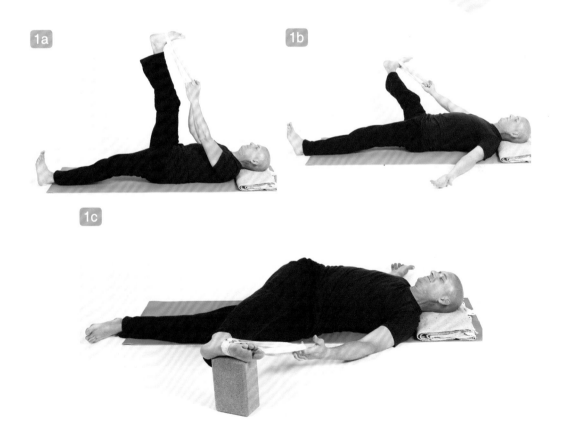

2. 进入手触墙下犬式（图2），保持这个体式4分钟。

3. 进入手触墙半三角前屈式（图3），保持这个体式4分钟，中间2分钟时换腿。

4. 进入利用毛毯卷进行后弯的3个体式（图4a~4c）。每个体式保持2分钟。

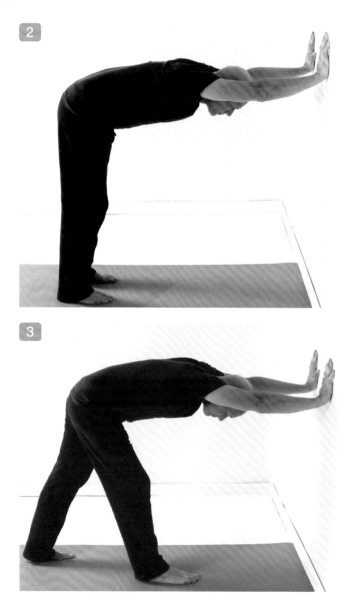

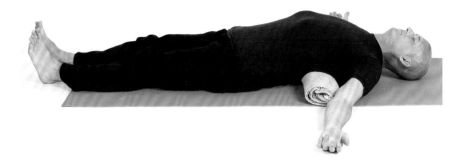

4a

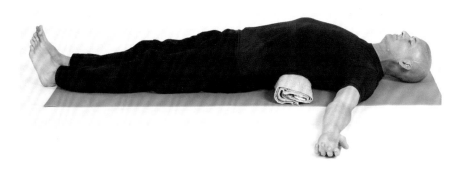

4b

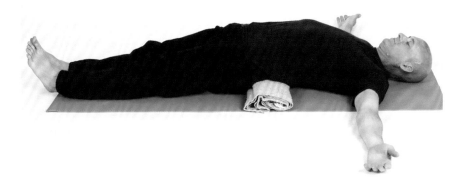

4c

5. 进入带辅具的简易桥式。在这个体式中，需要用瑜伽砖代替瑜伽枕垫在髋部下方（图5）。保持这个体式6分钟。

6. 挪开瑜伽砖，让整个背部躺在垫子上。将双膝轻靠在一起，以帮助后背放松。彻底放松后，进入有支撑的仰卧束角式的体式三。在这个体式中，要将伸展带套在膝盖上而不是腰上（图6），具体做法参照这个体式的变式。保持这个体式20分钟。

7. 进入婴儿式的体式一（图7），保持这个体式8分钟。

8. 进入腹部朝下扭转式（图8），每侧保持3分钟。

9. 进入瑜伽椅抬腿式。将一个沙袋放到下腹部（图9）。保持这个体式15分钟。这是整个序列最后一个放松体式。

5

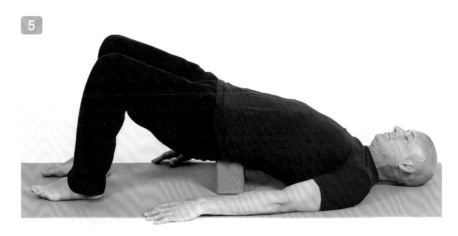

6

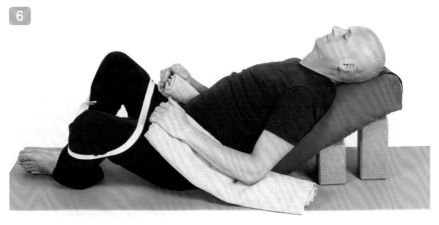

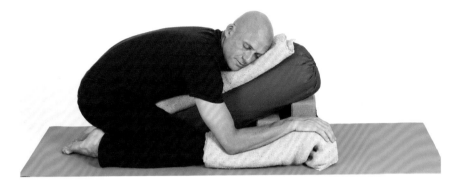

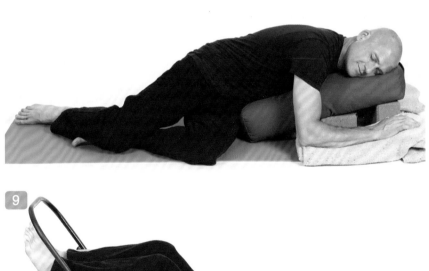

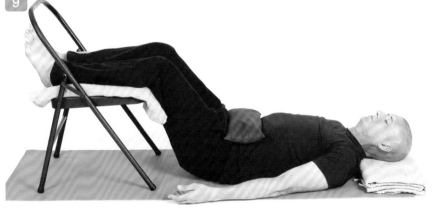

坐骨神经痛

时长：35 分钟

所需辅具：

- 瑜伽垫；
- 1 个瑜伽枕；
- 1 个眼枕（可选）。

　　有些坐骨神经痛可能源于腰部疼痛。坐骨神经是腰部的主要神经，坐骨神经痛是坐骨神经受到压迫而引发的。疼痛从臀部开始，沿着双腿向下延伸。很多时候，椎间盘突出症或梨状肌（梨状肌是辅助大腿向外运动的臀部深层肌肉）综合征压迫坐骨神经，可能引发坐骨神经痛。坐骨神经一旦痛起来会使人痛不欲生，不过下面的修复瑜伽序列可以放松髋关节，有效缓解疼痛。

短序列

做法

1. 以脚抵墙猫 / 牛式开始（图 1a/1b），将注意力放在呼吸上，放松背部。练习这个体式 4 分钟。
2. 进入带辅具的简易桥式，将一个瑜伽枕放于腰部（图 2），使腰部完全放松。保持这个体式 6 分钟。
3. 进入借助瑜伽枕的鸽子式（图 3），每侧保持 5 分钟。
4. 以摊尸式结束这个序列，将一个瑜伽枕放在膝盖下面（图 4）。保持这个体式 15 分钟。如果想要深度放松，可以使用眼枕。

1a
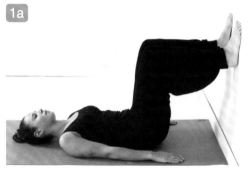

1b
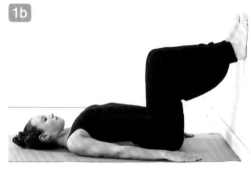

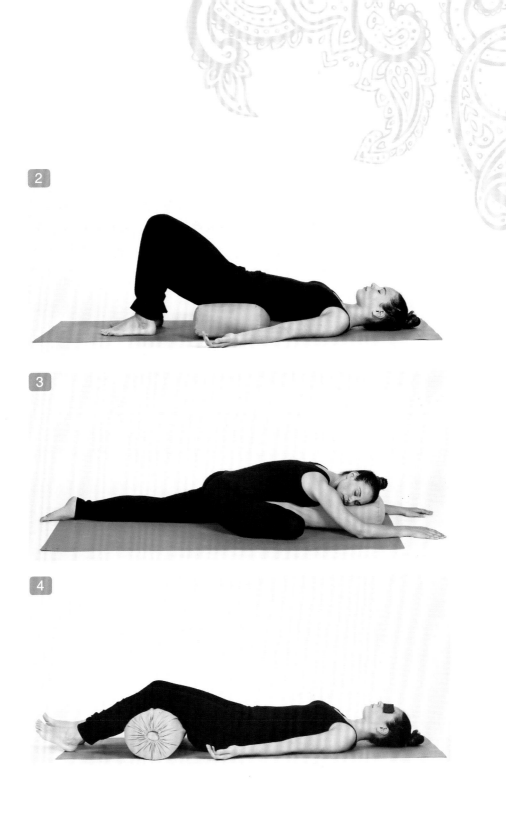

长序列

时长：58 分钟

所需辅具：

- 瑜伽垫；
- 1~2 个瑜伽枕；
- 2 块瑜伽砖；
- 1 条瑜伽毯（叠成长方形，可选）；
- 1 个眼枕（可选）。

做法

1. 以脚抵墙猫 / 牛式开始（图 1a/1b），将注意力放在呼吸上，放松背部。保持这个体式 4 分钟。

2. 进入手触墙半三角前屈式，先右脚在前，再换左脚（图 2）。每侧保持 30 秒。

3. 坐到地板上，进入婴儿式的体式一。如果感觉伸展过度，可以将两个瑜伽枕叠在一起再趴上去（图 3）。保持这个体式 10 分钟。

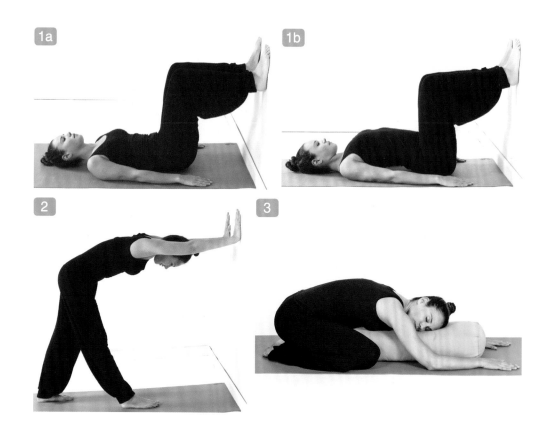

4. 进入剪刀腿腹部朝下扭转式（图4），先练习右侧，再练习左侧，每侧保持2分钟。

5. 进入仰卧英雄式的体式二（图5）。如果你患有坐骨神经痛，这个体式非常适合你。它可以打开髋部，使髋部神经免受压迫。保持这个体式12分钟。

4

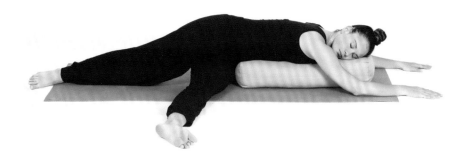

5

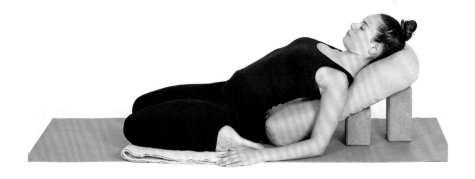

6. 进入侧卧伸展式（图6），每侧保持4分钟。

7. 以俯卧摊尸式结束这个序列（图7），保持这个体式15分钟。

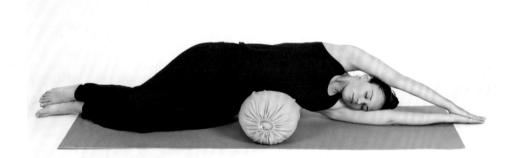

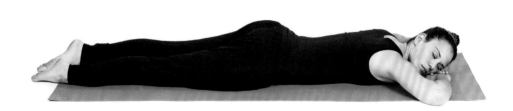

针对呼吸道问题的序列

在修复瑜伽中，体式要保持足够长的时间，才能使身体的各个系统（如呼吸系统、免疫系统等）充分受益。当你患有呼吸系统疾病时，练习修复瑜伽将对你大有益处。感冒、流感、支气管炎、哮喘、胸痛等都会使人变得虚弱，当你出现这些症状时，很难进行体育锻炼。而修复瑜伽非常温和，即使生病期间也可以练习。

一般呼吸道症状

时长：30分钟

所需辅具：

- 瑜伽垫；
- 1把椅子；
- 1条瑜伽毯（叠成长方形）；
- 1条瑜伽毯（叠成方块形）；
- 2个瑜伽枕；
- 1个眼枕（可选）。

　　这个序列中的体式可以帮你打开胸腔、缓解压力，使免疫系统正常工作，并能带给你放松的感觉，有助于康复。如果你有鼻塞，这个序列中的许多体式和呼吸技巧还能帮你缓解症状。

短序列

做法

1. 坐在椅子上，用鼻孔交替呼吸法（见第40页）进行呼吸练习（图1a/1b）。练习大概4分钟，再休息几分钟，感受你的呼吸是否通畅。

2. 进入借助椅子的前屈式的体式二（图2），每侧保持3分钟。

3. 进入心胸打开式。如果头部需要支撑，可以在下方垫一条瑜伽毯（图3）。如果需要保暖，可以在身上盖一条瑜伽毯。保持这个体式10分钟。

4. 以摊尸式结束这个序列（图4），保持这个体式10分钟。

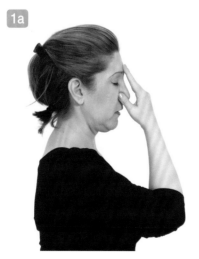
1a

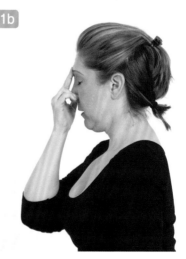
1b

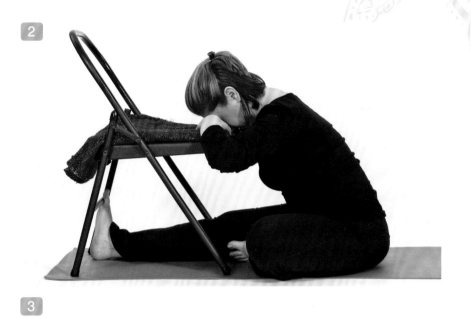

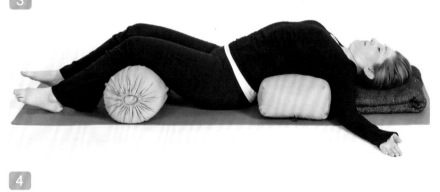

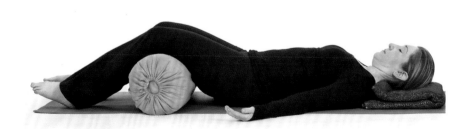

长序列

时长: 45分钟

所需辅具:

- 瑜伽垫;
- 1把椅子;
- 1条瑜伽毯(叠成长方形);
- 1条瑜伽毯(叠成方块形);
- 2个瑜伽枕;
- 1个眼枕(可选)。

做法

1. 坐在椅子上,用鼻孔交替呼吸法(见第40页)进行呼吸练习(图1a/1b)。练习大概4分钟,再休息几分钟,感受你的呼吸是否通畅。

2. 进入借助椅子的前屈式的体式二(图2),每侧保持3分钟。

3. 进入腹部扭转式(图3)。感受身体两侧强烈的伸展,每侧保持3分钟。

4. 进入仰卧桥式的体式一。可以使用任何使你感觉舒适的辅具,如在头部下方垫一条瑜伽毯(图4)。保持这个体式10分钟。

5. 进入瑜伽椅抬腿式(图5),将其作为最后的放松体式。如果需要,可以在身上盖一条瑜伽毯保暖,并使用眼枕实现深度放松。保持这个体式至少8分钟,充分享受这个体式带来的益处。

1a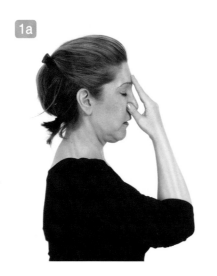

1b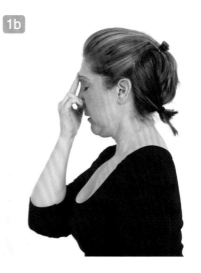

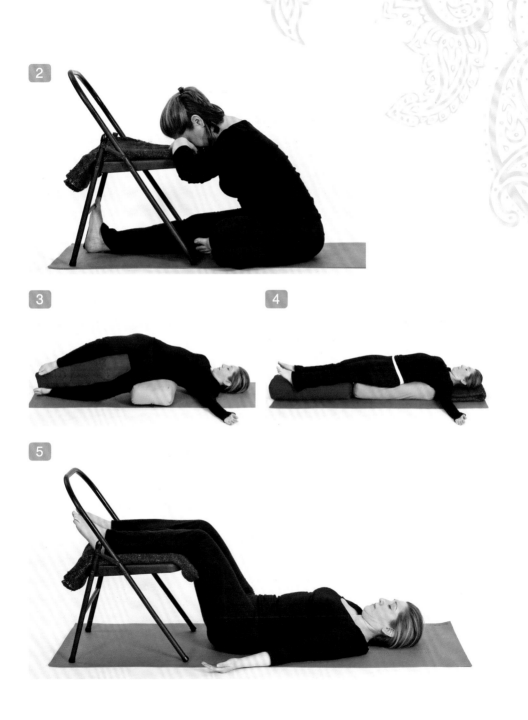

哮喘

时长： 30 分钟

所需辅具：

- 瑜伽垫；
- 2 个瑜伽枕；
- 1 个沙袋；
- 1 个眼枕（可选）。

修复瑜伽对于哮喘患者有极大的益处。练习那些能够打开胸腔、强健肩部的体式，有助于打开控制呼吸的肌肉群，使哮喘患者更充分、自然地呼吸。瑜伽的呼吸练习对于哮喘患者也有明显益处。研究表明，加强呼气练习能使患者更有效地控制呼吸。

下面的序列以打开身体前侧的体式为重点，以加强对呼吸的控制。

短序列

做法

1. 先用屏息呼吸法（见第 37 页）进行呼吸练习（图 1），切记先呼气再屏息。练习大概 4 分钟。

2. 在瑜伽垫上躺下，或以舒适的姿势坐下，用腹式呼吸法（见第 36 页）进行呼吸练习（图 2），可将一个沙袋放于下腹部。深呼吸时，将注意力放在腹部，感受空气进入腹部，沙袋随着呼吸起伏。练习 3 分钟。

3. 进入十字瑜伽枕仰卧式（图 3），保持这个体式 10 分钟。

4. 以摊尸式结束这个序列。如果需要，可以在膝盖下方放一个瑜伽枕，或者在胸腹部上方放一个沙

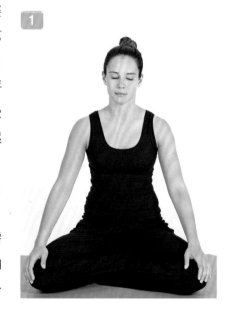

1

袋（图 4）。保持这个体式 15 分钟。

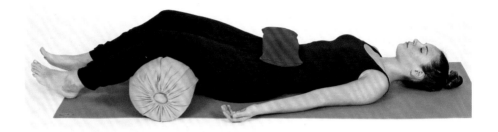

2

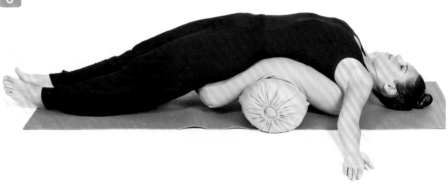

3

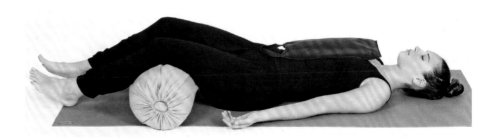

4

做法

时长: 75分钟

所需辅具:
- 瑜伽垫;
- 1条伸展带;
- 1个瑜伽枕;
- 2块瑜伽砖;
- 1个沙袋;
- 1个眼枕(可选)。

1. 先用屏息呼吸法(见第37页)进行呼吸练习(图1),切记先呼气再屏息。练习大概4分钟。

2. 进行肩部拉伸(图2a~2f),大约2分钟。

3. 进入带辅具的简易桥式。在这个体式中,可使用一个瑜伽枕辅助(图3)。保持这个体式15分钟。

4. 来到仰卧英雄式的体式一(图4)。如果你感到脚部紧绷,一定要用瑜伽砖把瑜伽枕垫高,使你能够舒适地躺下来。保持这个体式10分钟。

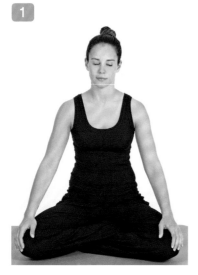
1

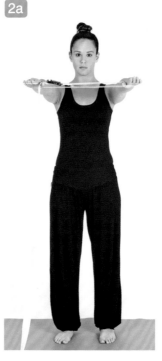
2a

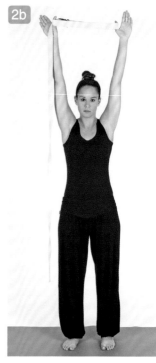
2b

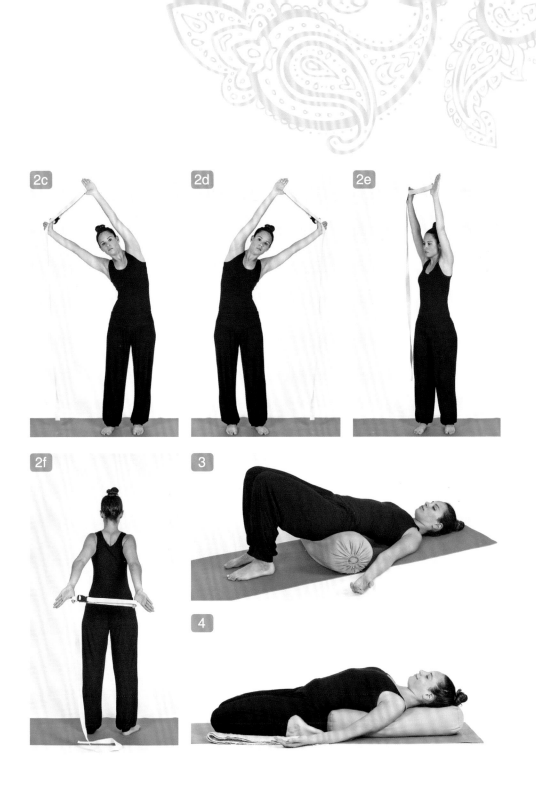

5. 进入头抵瑜伽砖或瑜伽枕下犬式，这里用的是瑜伽枕（图5）。保持这个体式3分钟。

6. 进入靠墙倒箭式，将一个沙袋放在下腹部（图6）。保持这个体式2分钟。

7. 以摊尸式结束这个序列，将一个沙袋放在胸腹部（图7），保持这个体式15分钟。

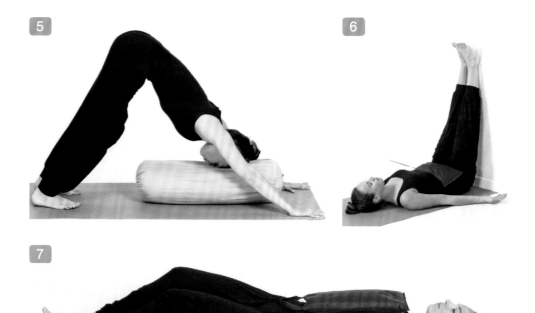

瑜伽小贴士

　　哮喘会引发焦虑。当哮喘发作时，神经系统的自然反应会使人越来越焦虑。修复瑜伽有助于缓解神经系统反应带来的焦虑，从而减轻哮喘相关症状。

针对心理健康的序列

修复瑜伽鼓励人们放松身心，专注于当下，恢复内心的平静。那些经常练习修复瑜伽，特别是练习以下序列的人，能够在生活中获得满满的幸福感。研究显示，练习修复瑜伽不仅能让人感受到内心的平静，还能刺激体内 5-羟色胺的分泌，从而使人产生积极的自我认同感。5-羟色胺水平过低会导致抑郁。

抑郁

时长：35分钟

所需辅具：
- 瑜伽垫；
- 2个瑜伽枕；
- 1条瑜伽毯（叠成头靠枕形）；
- 1个眼枕（可选）。

越来越多的研究显示，瑜伽对抑郁具有疗愈作用。练习瑜伽有助于提高体内的5-羟色胺水平，降低皮质醇水平，这与抗抑郁药物的作用相似。特别是修复瑜伽，对抑郁症患者十分有帮助。每个体式都保持较长的时间，可以使练习者更好地连接身体和心灵，找回对生活的控制感。后弯体式能够打开心轮，对抑郁具有较好的疗效。下述序列包含了后弯体式。有些抑郁症患者刚开始很难在修复瑜伽中放松。如果你也有类似的问题，可以先练习一些动态瑜伽体式，再进行修复瑜伽的练习。此外，还要注意延长呼气时间，这样有助于放松。

短序列

做法

1. 舒适地坐下，用屏息呼吸法（见第37页）进行几分钟呼吸练习（图1）。

2. 进入脚抵墙猫/牛式（图2a/2b），练习大约2分钟。

3. 进入心胸打开式，在膝盖和上背部的下方各放一个瑜伽枕（图3）。保持这个体式8分钟。

4. 进入借助瑜伽枕的靠墙倒箭式（图4），保持这个体式10分

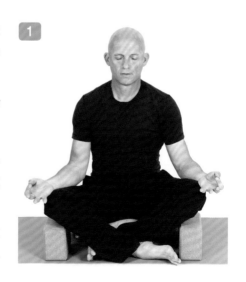

钟，尝试彻底放松。

5. 以摊尸式结束这个序列（图 5），保持这个体式至少 10 分钟。如果想要实现深度放松，可以使用眼枕。

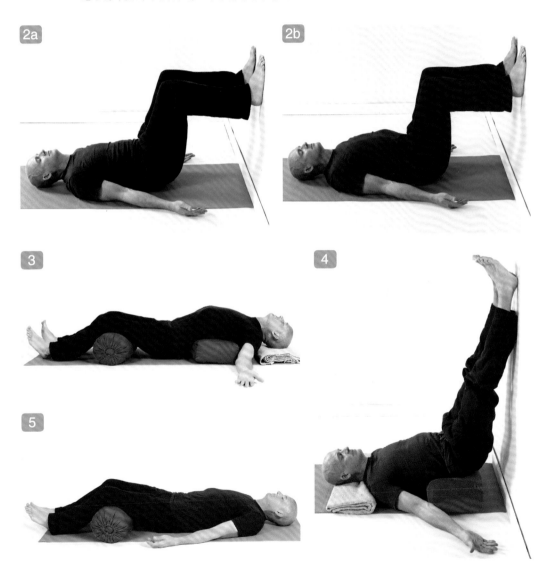

时长：1 小时

所需辅具：

- 瑜伽垫；
- 2 块瑜伽砖；
- 2 个瑜伽枕；
- 4 条瑜伽毯（分别叠成
  小方块形、头靠枕形、
  长方形和方块形）；
- 1 把椅子；
- 1 个眼枕（可选）。

长序列

做法

1. 舒适地坐下来。可以在臀部下方垫一条叠成小方块形的瑜伽毯（图 1）。或者靠墙坐，以墙壁支撑背部。用屏息呼吸法（见第 37 页）进行几分钟呼吸练习。

2. 进入脚抵墙猫 / 牛式（图 2a/2b），保持这个体式 2 分钟。

3. 进入带辅具的简易桥式。在腰部下方垫一块瑜伽砖（图 3），保持这个体式 6 分钟。结束这个体式之前，先抬高臀部，挪开瑜伽砖，再平躺到垫子上休息 1 分钟。翻身转到右侧，慢慢坐起来。

4. 进入十字瑜伽枕仰卧式（图 4）。这时要将注意力放到深长而完整的

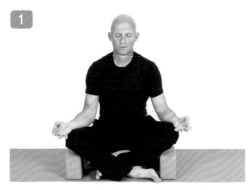

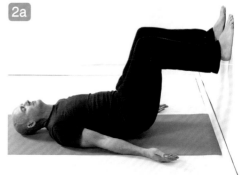

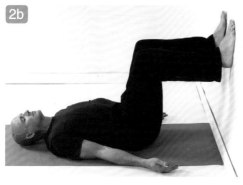

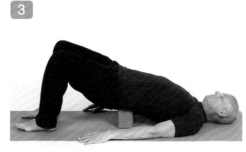

呼吸上，保持这个体式 10 分钟。

5. 进入婴儿式的体式一（图 5），保持这个体式 10 分钟。

6. 进入瑜伽椅肩倒立式（图 6），保持这个体式 10 分钟。在进入下一个体式之前，先将身体向下滑直到腰部处于瑜伽枕上，再转向身体的一侧，最后坐起来。

7. 在瑜伽垫上成 T 字形摆放两个瑜伽枕，垫在背部和髋部下方，并将双腿放在椅子上，进入瑜伽椅抬腿式（图 7），作为这个序列最后一个放松体式，保持这个体式 15 分钟。如果想要实现深度放松，可以使用眼枕。

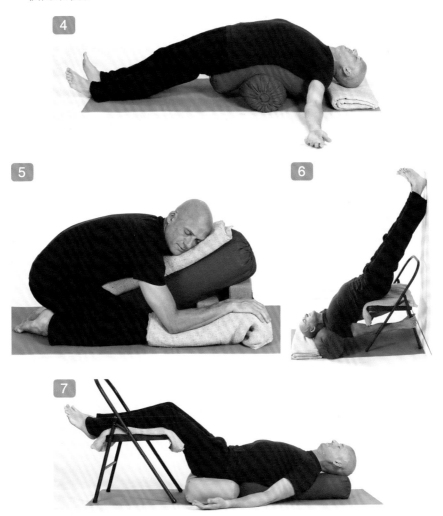

焦虑

时长：40分钟

所需辅具：

- 瑜伽垫；
- 1个瑜伽枕；
- 1把椅子；
- 2条瑜伽毯（依次叠成头靠枕形和方块形）；
- 1个沙袋；
- 1个眼枕（可选）。

长期患有焦虑症的人往往通过处方药缓解焦虑症状，其实练习修复瑜伽也可以缓解症状，而且不会产生副作用。这一节中的序列有助于放松神经系统和身体的某些部位，这些部位紧张通常会增加焦虑、紧张感。如果经常练习这些序列，身体对压力的反应会自然地发生改变，这是减轻焦虑的一种非常有效的方式。

短序列

做法

1. 躺在垫子上，进入摊尸式（图1）。用觉知呼吸法（见第35页）进行5分钟的呼吸练习，使自己的意识感知到呼吸。

2. 进入带辅具的简易桥式，将瑜伽枕垫在臀部下方（图2）。保持这个体式5分钟。

1

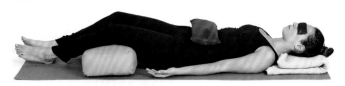

2

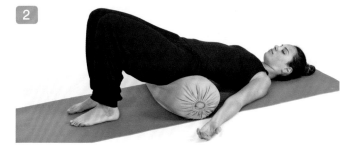

瑜伽智慧

尊重他人（制戒）和自己（内制），追求各方面的和谐，包括通过体式实现身体的和谐，通过呼吸法实现重要能量的和谐，通过定心实现思绪的和谐，通过收摄感官实现情绪的和谐，最终达到冥想的境界——冥想是通向入定的通路。

3. 趴在瑜伽枕上，练习腹部朝下扭转式（图3）。每侧保持3分钟。

4. 进入借助椅子的前屈式的体式一。双腿交叉盘坐（图4），保持3分钟，交换双腿的上下位置，再保持3分钟。

5. 来到墙边，进入靠墙倒箭式，将瑜伽枕放在臀部下方（图5）。保持这个体式10分钟。

6. 以摊尸式结束这个序列。在膝盖下方放一个瑜伽枕，在下腹部放一个沙袋（图6）。保持这个体式10分钟。如果想要实现深度放松，可以使用眼枕。

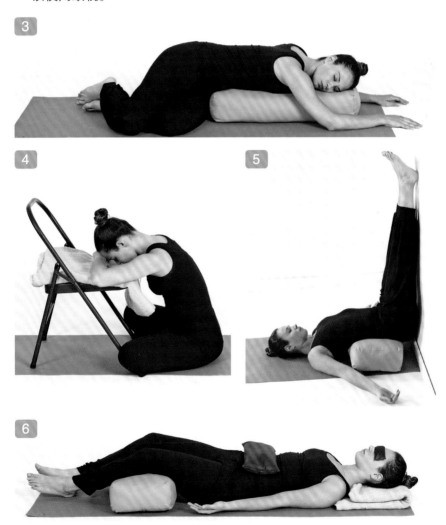

长序列

时长： 75 分钟

所需辅具：

- 瑜伽垫；
- 2 块瑜伽砖；
- 2 条瑜伽毯（叠成长方形、头靠枕形、对折）；
- 2 个瑜伽枕；
- 1 个沙袋；
- 1 个眼枕（可选）。

做法

1. 以拉伸颈部开始，保持颈部向一侧拉伸（图 1），并进行几次深呼吸。可以的话，向地板方向伸展手臂，感受颈部的完全放松。

2. 舒适地坐在垫子上，进行 10 组鼻孔交替呼吸法（见第 40 页）练习（图 2），再回到自然呼吸，保持 1~2 分钟。

3. 用喉呼吸法的第一种方式（见第 38 页）练习大约 2 分钟（图 3）。每次呼吸时增加呼气的长度。

4. 进入有支撑的鱼式，使用瑜伽砖支撑颈部和上背部（图 4）。保持这个体式 5 分钟。

5. 来到墙边，进入借助瑜伽枕的靠墙倒箭式（图 5）。可以使用眼枕实现深度放松。保持这个体式 10 分钟。

6. 进入婴儿式的体式一，在后背上放一个沙袋（图 6）。保持这个体式 10 分钟。

7. 进入借助瑜伽枕的鸽子式（图 7），每侧保持 5 分钟。

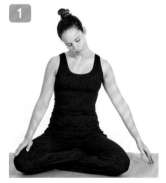
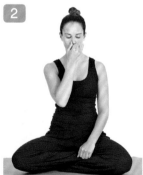
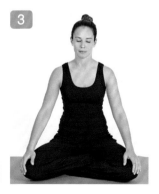

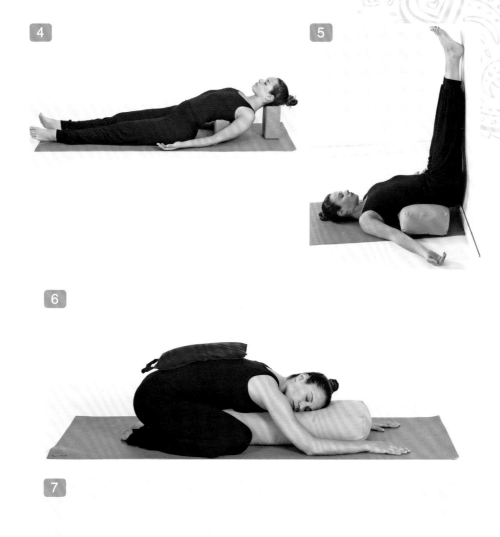

8. 进入腹部扭转式（图8），每侧保持3分钟。

9. 进入有支撑的仰卧束角式的体式四（图9）。可以使用眼枕实现深度放松，并用瑜伽毯将自己裹起来。保持这个体式12分钟或更久。

10. 以俯卧摊尸式结束这个序列（图10），保持这个体式12分钟。

8

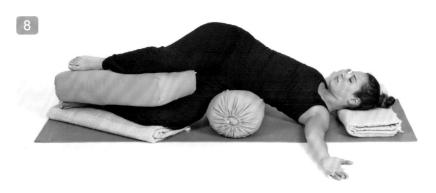

9

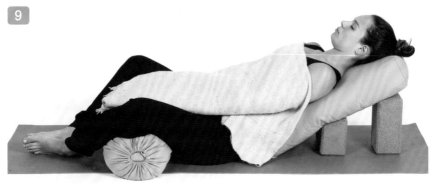

10

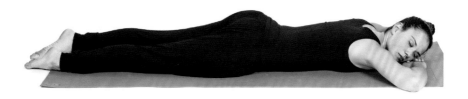

压力

　　我们都需要放松。社会在高速运转，我们的工作越来越多，休息时间越来越少。如果这是你生活的常态，那么你应该多找一些时间放松。如果你总是处于高压之下，身体总有一天会承受不住。高压会使皮质醇水平（压力激素）不断升高，导致肾上腺超负荷工作。一旦肾上腺超负荷工作，就会引发连锁反应，如激素水平失衡，循环系统、神经系统功能异常。修复瑜伽是使你保持理想健康状态的"钥匙"，它可以融入忙碌的生活中，帮你放松，使神经系统正常工作。以下序列主要通过呼吸释放压力，使你感觉更加轻松。

时长：40分钟

所需辅具：
- 瑜伽垫；
- 1个瑜伽枕；
- 2块瑜伽砖；
- 1个沙袋（可选）；
- 1个眼枕（可选）。

短序列

做法

1. 躺下或舒适地坐下，用腹式呼吸法（见第36页）进行大约3分钟的呼吸练习（图1）。

2. 来到头抵瑜伽砖或瑜伽枕的下犬式，这里使用的是瑜伽枕（图2）。保持这个体式3分钟。

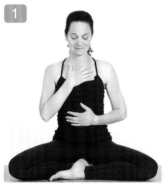
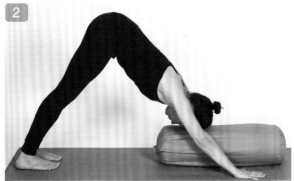

3. 跪坐下来，进入婴儿式的体式一（图3）。将头转向一侧，保持5分钟；再将头转向另一侧，保持5分钟。

4. 进入借助瑜伽枕的靠墙倒箭式（图4），保持这个体式10分钟。在保持体式时，背部由瑜伽枕支撑，能感受到体内的紧张感正在被释放。

5. 以摊尸式结束这个序列（图5）。如果想要实现深度放松，可以使用眼枕。保持这个体式10分钟。

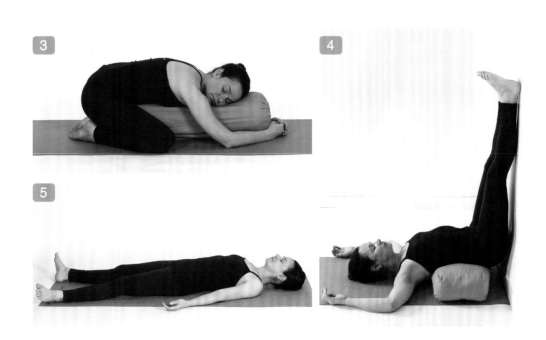

长序列

做法

1. 躺下或舒适地坐下，用腹式呼吸法（见第 36 页）进行大约 3 分钟的呼吸练习（图 1）。

2. 以仰卧手抓脚式开始，将一条腿伸直抬起，先向外打开，再倒向另一侧，每个动作各保持 1 分钟（图 2a~2c）。换另一条腿，重复以上步骤。

时长：1 小时

所需辅具：

- 瑜伽垫；
- 1 条伸展带；
- 2 条瑜伽毯（叠成头靠枕形和长方形）；
- 2 块瑜伽砖；
- 2 个瑜伽枕；
- 1 个沙袋；
- 1 个眼枕（可选）。

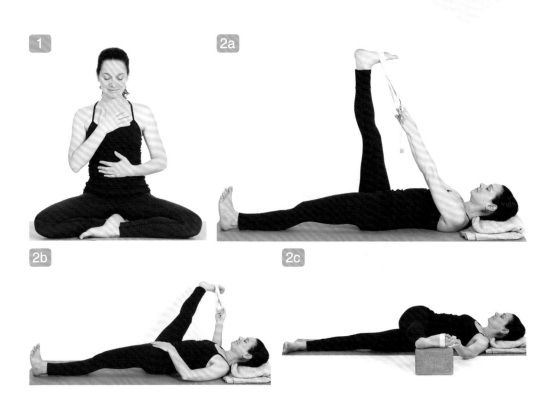

3. 进入借助瑜伽枕的俯卧式，将额头放在手背上放松（图3）。保持这个体式5分钟。

4. 进入婴儿式的体式一，在后背上放一个沙袋（图4）。可以将面部朝向正前方，也可以转向一侧，保持5分钟。然后将头转向另一侧，继续保持5分钟。用心感受后背上沙袋的重量。

5. 进入有支撑的仰卧束角式的体式四（图5），保持这个体式10分钟。

6. 进入仰卧桥式的体式二（图6），注意打开胸腔。保持这个体式10分钟。

7. 进入借助瑜伽枕的靠墙倒箭式（图7）。背部由瑜伽枕支撑，能感受到体内的紧张感正慢慢被释放。保持这个体式10分钟。

8. 以摊尸式结束这个序列（图8），保持这个体式10分钟，如果想要实现深度放松，可以使用眼枕。

3

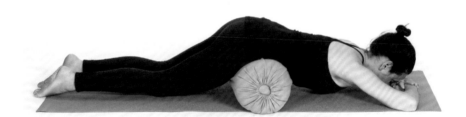

4

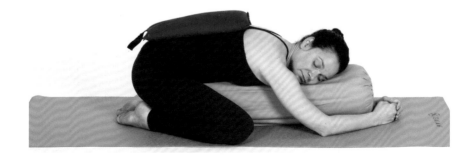

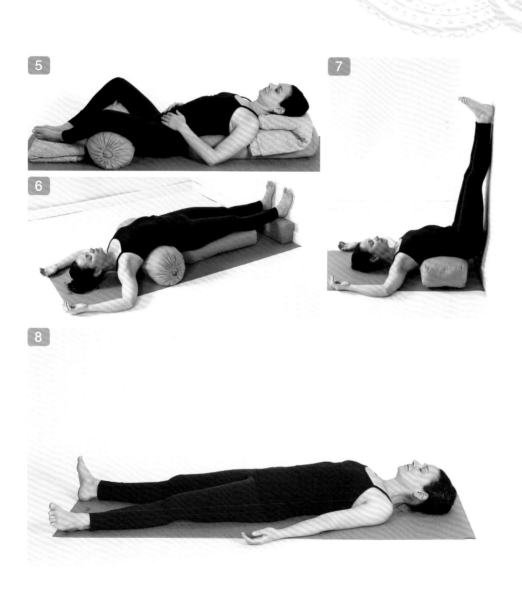

针对消化系统紊乱的序列

　　不良姿势是引发肠道问题的重要因素，人们往往忽略这一点。纠正那些看似正常实则会引起肠道受压迫的姿势（特别是头前倾），就可以帮助肠道恢复正常功能。扭转体式特别有助于激活腹部肌肉，进而促进消化。另外，压力也是导致肠道问题的因素之一。压力会影响我们对身体的感知，当我们用心感知身体时，就能更准确地接收到身体发出的信号，并做出相应的调整。本节介绍的序列中的体式有助于减轻压力以及激活腹部肌肉，从而改善消化问题。

结肠炎、克罗恩病（节段性回肠炎）和肠易激综合征

时长：35 分钟

所需辅具：

- 瑜伽垫；
- 2 个瑜伽枕；
- 3 条瑜伽毯（分别展开，叠成长条形和方块形）；
- 2 块瑜伽砖；
- 1 把椅子；
- 1 个眼枕（可选）。

　　压力是身体产生炎症的原因之一，如果你患有本节所列的疾病，并希望消除炎症，可以尝试以下序列。它们不仅有助于减轻压力，轻柔的伸展还有助于减轻压力带来的紧绷感。

短序列

做法

1. 躺在瑜伽垫上，用觉知呼吸法（见第 35 页）进行呼吸练习（图 1）。专注于你的思绪，每产生一种思绪，就用一个数字标记，然后忘掉它。你会发现自己越来越专注，甚至已经数不到 10。练习 3 分钟。

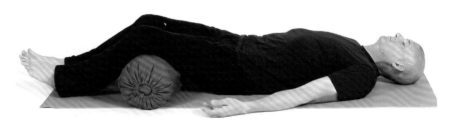

2. 进入有支撑的仰卧束角式的体式二（图2）。身上最好盖一条瑜伽毯，以增强放松感。保持这个体式10分钟。

3. 进入瑜伽椅肩倒立式（图3），保持这个体式10分钟。起身之前，先将身体向下滑，直到腰部处于瑜伽枕上。再将双腿放在椅子上，保持这个体式1分钟。

4. 将瑜伽椅抬腿式作为最后的放松体式。在这个体式中，可将两个瑜伽枕摆成T字形，垫在背部和髋部下方，并将双腿放在椅子上（图4）。如果需要，还可以将一条瑜伽毯盖在身上，并使用眼枕。保持这个体式2分钟。

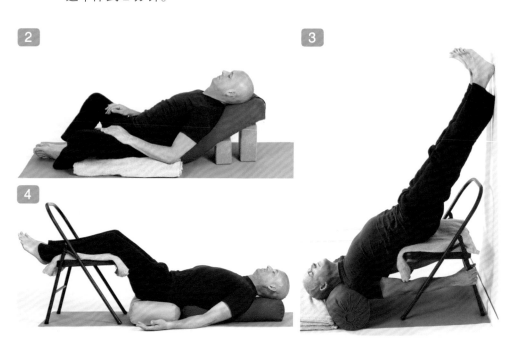

长序列

做法

1. 舒适地坐在地板或椅子上，挺直背部。深呼吸，用吸管冥想法（见第 44 页）进行冥想（图 1）。练习 5 分钟。

2. 躺下来进入排气式（图 2a/2b），每侧练习 3 次。在头后垫一条瑜伽毯会更好。

时长：75 分钟

所需辅具：

- 瑜伽垫；
- 1 条伸展带；
- 2 个瑜伽枕；
- 3 条瑜伽毯（依次叠成长方形、长条形和方块形，对折）；
- 2 块瑜伽砖；
- 1 把椅子；
- 1 个眼枕（可选）。

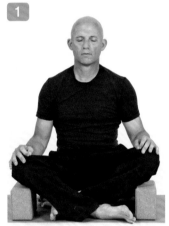

1

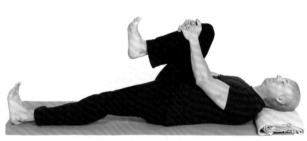

2a

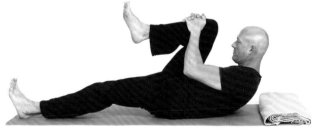

2b

3. 进入仰卧手抓脚式。将一条腿伸直抬起，先向外打开，再倒向身体另一侧，每个动作各保持 1 分钟（图 3a~3c）。换另一条腿，重复以上步骤。

4. 进入有支撑的仰卧束角式的体式二（图 4）。身上盖一条瑜伽毯会更好。保持这个体式至少 10 分钟。

5. 进入借助瑜伽枕的俯卧式，这时要将瑜伽枕垫在腹部下方（图 5），而不是髋部下方。保持这个体式 8 分钟。

3a

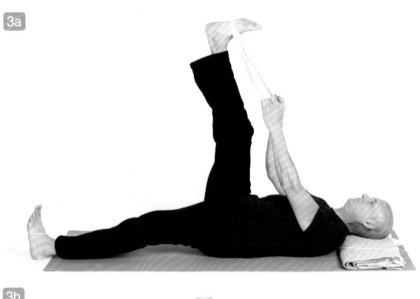

3b

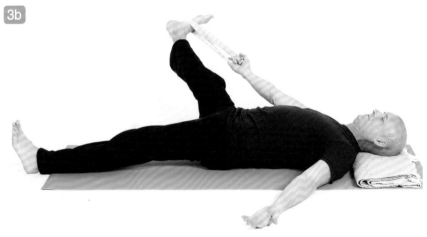

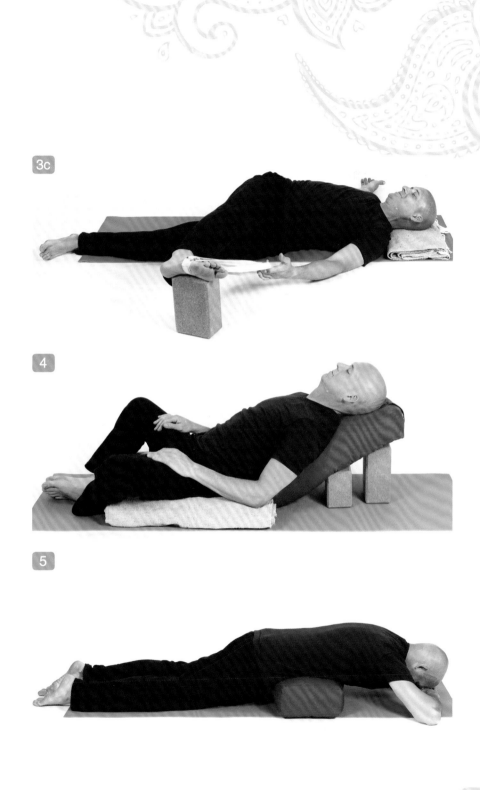

6. 进入腹部朝下扭转式（图6）。如果需要，可以在下腹部垫一条叠成长方形的瑜伽毯。每侧保持4分钟。

7. 进入婴儿式的体式一。在上半身向前屈之前，先在下腹部下方垫一条叠成长方形的瑜伽毯（图7）。如果需要，也可以在额头下方垫一条瑜伽毯，为鼻子留出空间，确保低头时也能顺畅呼吸。保持这个体式10分钟。

8. 进入瑜伽椅肩倒立式（图8），保持这个体式3分钟。

9. 将瑜伽椅抬腿式作为最后的放松体式。在这个体式中，可将两个瑜伽枕摆成T字形，垫在背部和髋部下方，并将双腿放在椅子上（图9）。保持这个体式15分钟。如果想要实现深度放松，可以使用眼枕。

6

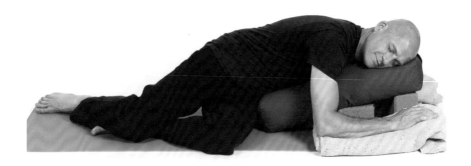

瑜伽小贴士

如果你出现了腹泻，应避免练习扭转体式。

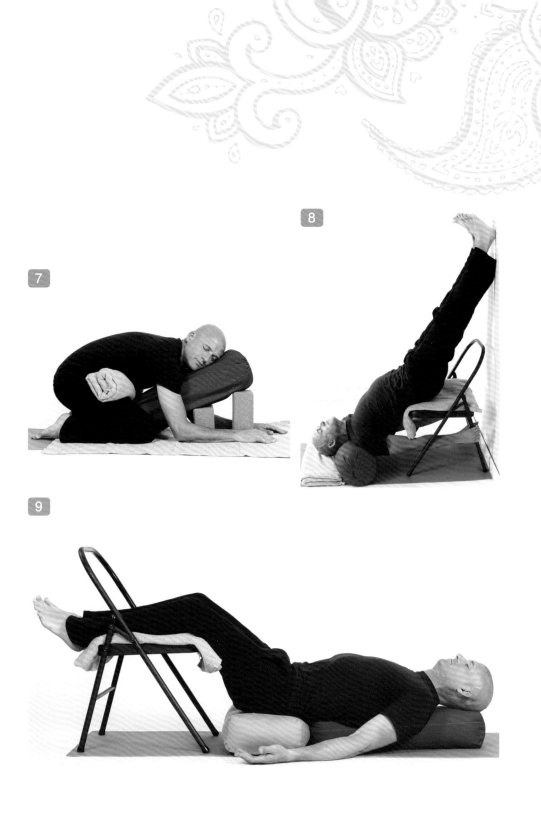

时长：40 分钟

所需辅具：

- 瑜伽垫；
- 1 把瑜伽椅；
- 3 条瑜伽毯（依次叠成长卷、头靠枕形、长方形和方块形，对折）；
- 2 个瑜伽枕；
- 2 块瑜伽砖；
- 1 条伸展带；
- 1 个眼枕（可选）。

便秘

在阿育吠陀的观念中，肠功能是由体内的"下行气"掌管的。特别是体质偏向"瓦塔"（风元素占主导地位）的人更容易出现肠道问题。而身处这个快节奏的社会，"瓦塔"体质的人非常多。这种体质的人，肠道往往比较干燥，容易出现便秘等问题。以下序列有助于激活相关肌肉，缓解便秘；同时有助于你平衡体内的风元素，使你感觉更加踏实。

短序列

做法

1. 以摊尸式开始，在膝盖下方放一条叠成长卷的瑜伽毯（图 1）。保持这个体式 3 分钟。

2. 继续保持仰卧，进入排气式（图 2a/2b）。每侧练习 3 次。

3. 进入婴儿式的体式一。在上半身向前屈之前，先在下腹部垫一条叠成长方形的瑜伽毯（图 3）。保持这个体式 8 分钟。

1

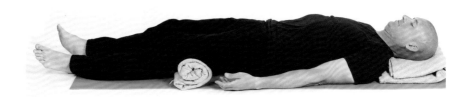

2a

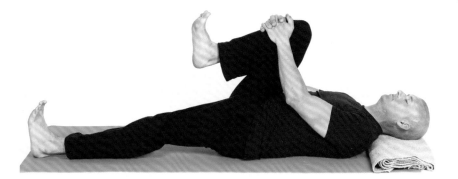

2b

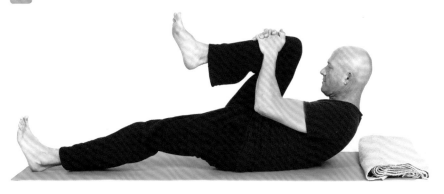

3

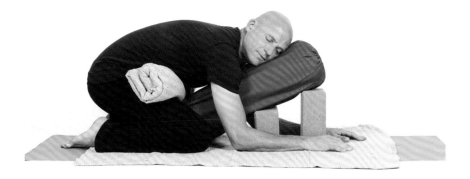

4. 进入瑜伽椅肩倒立式（图 4），保持这个体式 5 分钟。起身之前，先将身体向下滑，直到腰部处于瑜伽枕上，再将双腿放在椅子上。保持这个体式 2 分钟。

5. 进入腹部扭转式（图 5）。先从左侧开始，保持 2 分钟。换到右侧，重复体式，再保持 2 分钟。

6. 进入有支撑的仰卧束角式的体式三。用伸展带套住腰部和双脚（图 6），保持这个体式 8 分钟。

7. 将身体转向左侧，以侧卧摊尸式结束这个序列（图 7）。如果需要，可以在身上盖一条展开的瑜伽毯。保持这个体式 10 分钟。

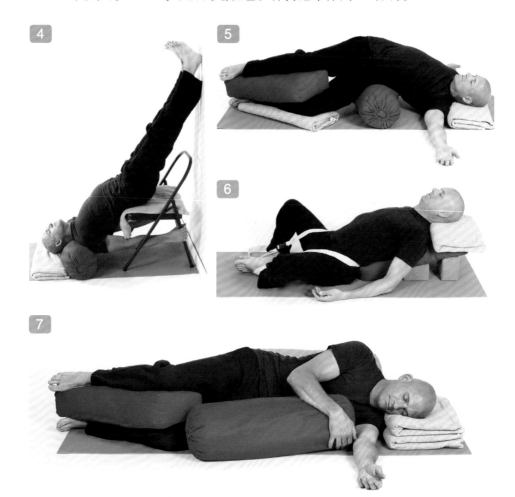

长序列

做法

时长：1 小时

所需辅具：
- 瑜伽垫；
- 1 把椅子；
- 2 条瑜伽毯（分别叠成长方形和方块形）；
- 2 个瑜伽枕；
- 2 块瑜伽砖；
- 1 条伸展带；
- 1 个眼枕（可选）。

1. 以排气式开始（图 1a/1b），每条腿练习 3 组。
2. 进入坐姿扭转式的体式二（图 2），每一侧练习 3 组。
3. 完成上面的热身练习后，进入婴儿式的体式一。在上半身向前屈之前，在下腹部垫一条叠成长方形的瑜伽毯（图 3）。保持这个体式 10 分钟。

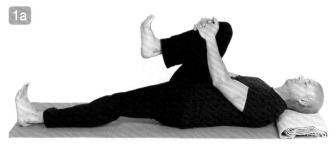

1a

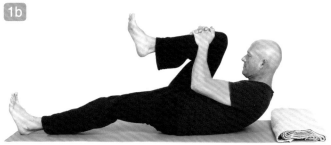

1b

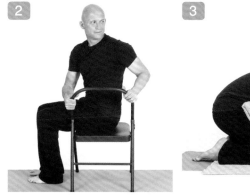

2

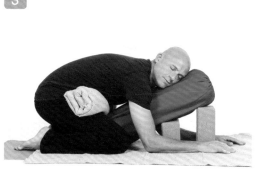

3

4. 进入瑜伽椅肩倒立式（图4），保持这个体式10分钟。起身之前，先将身体下滑，直到腰部处于瑜伽枕上，再将双腿放在椅子上。保持这个体式3分钟。

5. 进入有支撑的仰卧束角式的体式三（图5），保持这个体式至少10分钟。

6. 进入剪刀腿腹部朝下扭转式（图6），每侧保持3分钟。先让左侧臀部靠在瑜伽枕上。

7. 以摊尸式结束这个序列（图7），保持这个体式至少15分钟。在这个体式中，你需要在膝盖下方放一个瑜伽枕，并将伸展带套在两条腿的膝盖上侧。如果想要实现深度放松，可以使用眼枕。

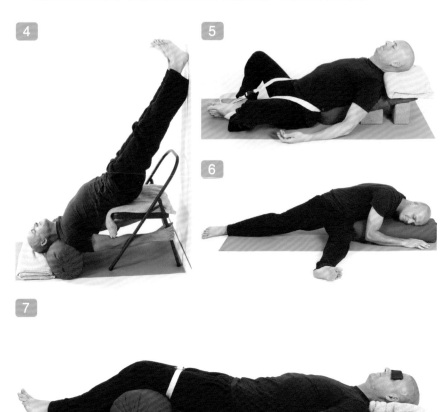

针对神经功能失调的序列

　　如果我们的神经系统受到病毒攻击，不仅会影响我们的肢体动作，还会影响我们的大脑功能。本节介绍的序列能够对控制肌肉及大脑的神经元产生积极作用。同时，这里介绍的放松技巧和静心冥想有助于缓解神经功能失调症状。

时长：30 分钟

所需辅具：
- 瑜伽垫；
- 2 条瑜伽毯（分别叠成头靠枕形和长方形）；
- 2 个瑜伽枕；
- 1 条伸展带；
- 1 块瑜伽头巾。

中风／高血压

高血压是引发中风的原因之一。研究表明，修复瑜伽能降低血压，还可以降低血栓的发病率，有助于中风患者恢复正常生活。还有研究表明，修复瑜伽有助于重建大脑中的突触，帮助人们增强大脑活动能力，或以新的方式训练大脑。

短序列

做法

1. 舒适地坐在地板或椅子上，挺直背部，先用吸管冥想法（见第 44 页）进行几分钟冥想练习（图 1）。接着用喉呼吸法的第二种方式（见第 39 页）进行呼吸练习，要专注于呼吸，尽量延长呼气时间。练习大约 2 分钟。

2. 使用伸展带，进入仰卧手抓脚式。将一条腿伸直抬起，先向外打开，再倒向身体另一侧，每个动作各保持 1 分钟（图 2a~2c）。换另一条腿，重复以上步骤。

3. 进入坐姿扭转式的体式一（图 3），每侧进行 3 次完整的呼吸。

4. 进入辅助束角式的体式五（图 4），保持这个体式 8 分钟。

5. 以摊尸式结束这个序列。将瑜伽头巾戴在头上（图 5），保持这个体式 10 分钟。头巾的佩戴方式如下：先将头巾的一端固定在头部的一侧，然后围着头部从下向上绕，确保盖住眼睛和额头，最后系牢。在头部下方垫一条叠成头靠枕形的瑜伽毯，以支撑头部。

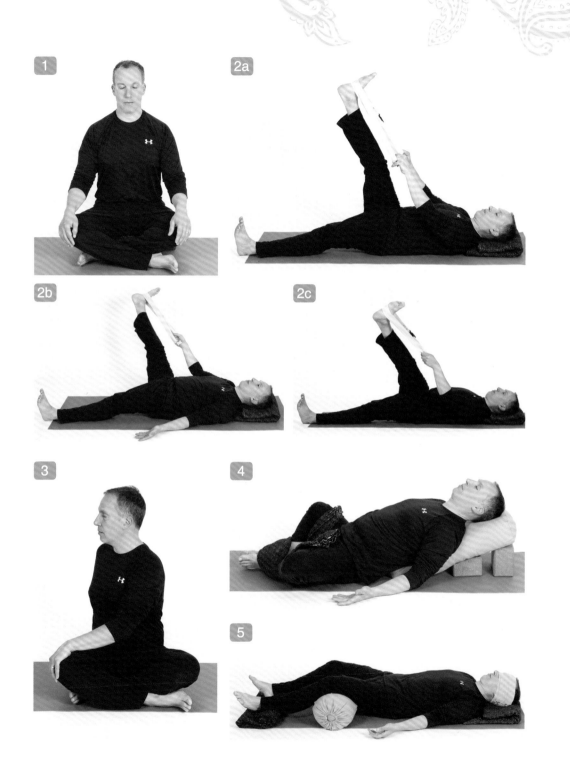

做法

1. 用喉呼吸法的第二种方式（见第 39 页）进行呼吸练习（图 1），要专注于呼吸，尽量延长呼气时间。

2. 保持坐姿，进行肩部拉伸（图 2a~2f）。每种变式练习 3 次。

3. 进入有支撑的鱼式。在这个体式中，可使用一组（中低高度和中等高度）瑜伽砖，支撑头部和上背部（图 3）。保持这个体式 6 分钟，专注于完整的深呼吸。

4. 翻身转向右侧，花几分钟调整一下。然后用瑜伽砖使瑜伽枕倾斜一定的角度，准备练习坐角前屈式。以坐角前屈式坐在瑜伽枕前面，上半身趴在瑜伽枕上（图 4）。如果你不能轻松地趴在瑜伽枕上，可以多加一个瑜伽枕或瑜伽毯。保持这个体式 8 分钟。

时长：30 分钟

所需辅具：

- 瑜伽垫；
- 2 条瑜伽毯（分别叠成头靠枕形和长方形）；
- 2 个瑜伽枕；
- 2 块瑜伽砖；
- 1 条伸展带；
- 1 块瑜伽头巾。

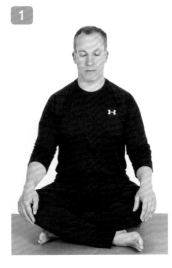

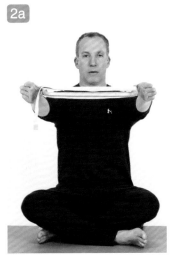

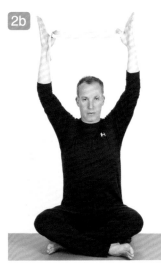

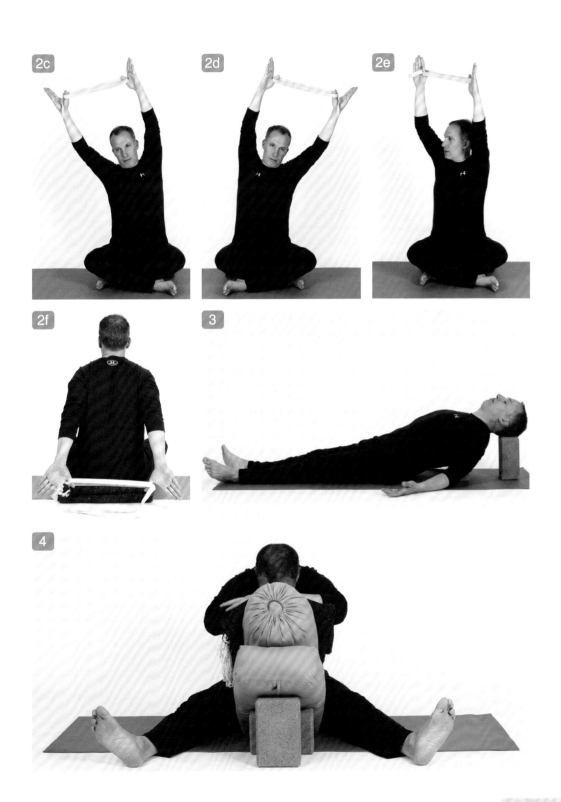

5. 进入腹部朝下扭转式（图 5），每侧保持 3 分钟。

6. 来到墙边，进入靠墙倒箭式（图 6），保持这个体式 10 分钟。

7. 以摊尸式结束这个序列。将瑜伽头巾戴在头上（图 7），保持这个体式 10 分钟。

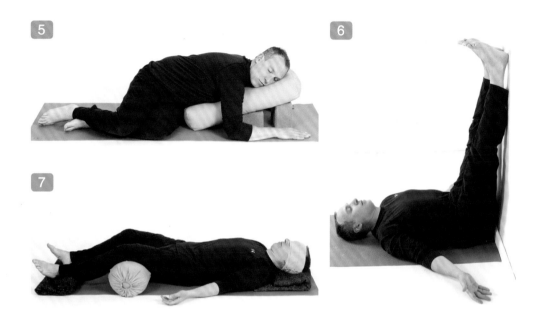

瑜伽小贴士

如果你在练习这个序列时感到任何不适，就要停下来，不适感可能会使血压升高。应确保身体在练习中一直处于舒适状态，并根据需要随时增减辅具。

阿尔茨海默病

越来越多的研究表明，瑜伽和冥想对阿尔茨海默病等患者有帮助。舒缓压力和定期锻炼有助于预防阿尔茨海默病或延缓其恶化，修复瑜伽可以实现这两方面功能。我们的大脑会在睡眠时清理毒素，修复瑜伽的功效与此十分相似。以下便是模拟睡眠效果的序列。

时长：30分钟

所需辅具：

- 瑜伽垫；
- 1把椅子；
- 1个瑜伽枕；
- 2条瑜伽毯（依次叠成长方形、头靠枕形和方块形）；
- 1个眼枕（可选）。

短序列

做法

1. 舒适地坐在垫子上，用觉知呼吸法（见第35页）进行2分钟的呼吸练习（图1）。

2. 来到墙边，进入手触墙下犬式（图2）。保持这个体式2分钟。

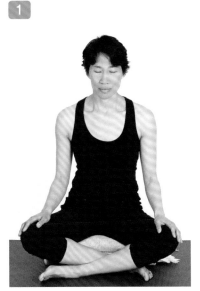

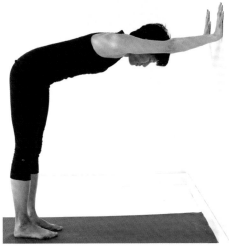

3. 进入瑜伽椅肩倒立式
   （图3），保持这个体
   式6分钟。起身之前，
   先将身体向下滑，直
   到腰部处于瑜伽枕上，
   再将双腿放在椅子上。
   保持这个体式8分钟。

4. 以摊尸式结束这个序
   列（图4）。保持这个
   体式10分钟。如果需
   要，可以使用眼枕。

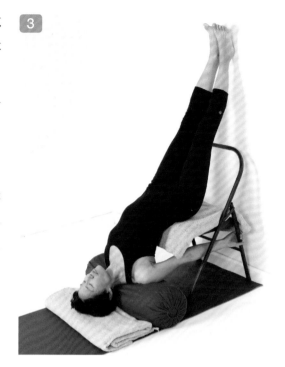

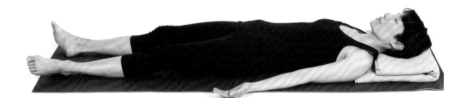

长序列

做法

1. 用喉呼吸法的第一种方式（见第38页）进行呼吸练习（图1），使身体热起来。练习2分钟。

2. 进入借助椅子的前屈式的体式一（图2）。右腿在前，交叉双腿，保持这个体式4分钟，再换成左腿在前。

3. 进入仰卧桥式的体式一，位于上侧的瑜伽枕要横向放置（图3）。保持这个体式10分钟。

时长：1小时

所需辅具：

- 瑜伽垫；
- 1把椅子；
- 2个瑜伽枕；
- 2条瑜伽毯（分别叠成长方形和方块形）；
- 1个眼枕（可选）。

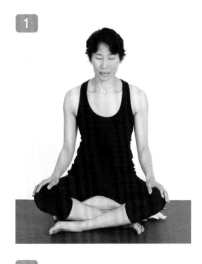

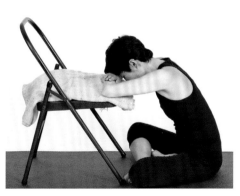

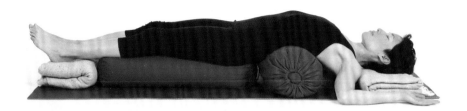

4. 回到椅子旁边，进入瑜伽椅肩倒立式（图4），保持这个体式6分钟。起身之前，先将身体向下滑，直到腰部处于瑜伽枕上，再将双腿放到椅子上。保持这个体式8分钟。

5. 来到墙边，进入借助瑜伽枕的靠墙倒箭式（图5），保持这个体式10分钟。

6. 以摊尸式结束这个序列（图6），保持这个体式12分钟。如果想要实现深度放松，可以使用眼枕。

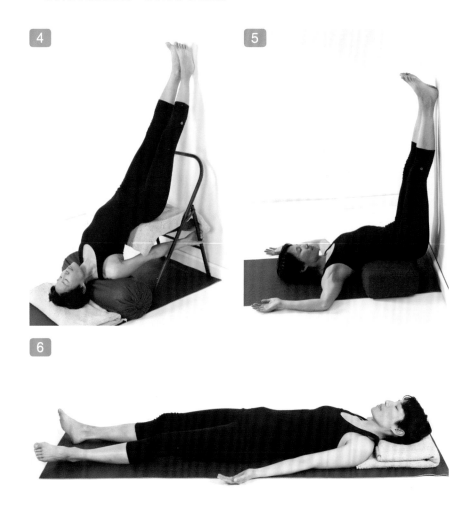

帕金森病

每位帕金森病患者的症状不尽相同。无论症状如何，修复瑜伽都能帮助患者将大多数症状控制在可忍受的范围内。修复瑜伽可以帮助患者增加动作的灵活性、扩大身体的活动范围，也可以改善血液循环，减轻疲惫感，使患者生活得更积极。以下序列包含腹式呼吸法，这种呼吸法对帕金森病患者尤其有益，能够促进血液的氧化，促使血液流向全身，进而减轻疾病带来的疲惫感。练习以下序列中的体式时，要特别专注于呼吸。

时长：40 分钟

所需辅具：
- 瑜伽垫；
- 2 把椅子；
- 1 个瑜伽枕；
- 2 块瑜伽砖；
- 1 条瑜伽毯（分别叠成长卷和头靠枕形）；
- 1 个眼枕（可选）。

短序列

做法

1. 躺下或舒适地坐下，用腹式呼吸法（见第 36 页）进行 3 分钟的呼吸练习（图 1）。
2. 进入坐姿扭转式的体式一（图 2），继续进行呼吸练习，每侧 3 次。
3. 进入婴儿式的体式二（图 3），保持这个体式 10 分钟。

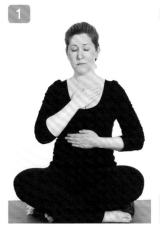
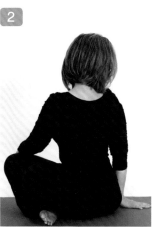
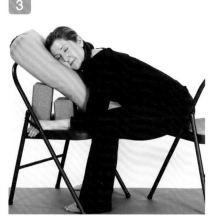

4. 进入利用毛毯卷进行后弯的 3 个体式（图 4a~4c），每个体式保持 2 分钟。

5. 进入有支撑的鱼式，这时要使用瑜伽砖支撑身体（图 5），保持这个体式 1 分钟。

6. 侧卧，挪开瑜伽砖，以摊尸式结束这个序列（图 6），保持这个体式 12 分钟。如果想要实现深度放松，可以使用眼枕。

4a

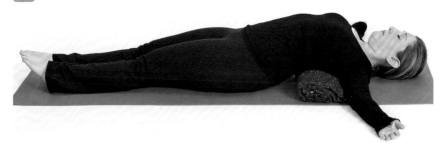

4b

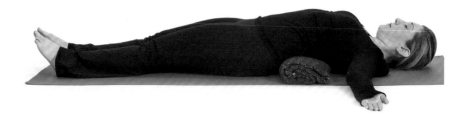

4c

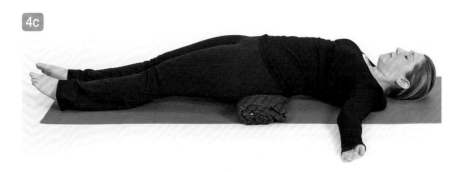

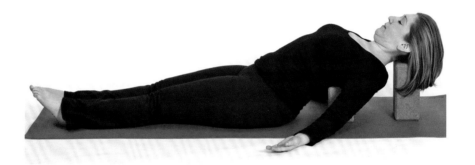

5

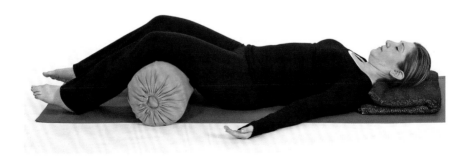

6

做法

1. 躺下或舒适地坐下，用腹式呼吸法（见第 36 页）进行 5 分钟的呼吸练习（图 1）。

2. 进入腹部扭转式（图 2），每侧保持 3 分钟。

3. 进入侧卧伸展式（图 3）。专注于完整的深呼吸，每侧保持 4 分钟。

4. 进入婴儿式的体式二（图 4），保持这个体式 10 分钟。

5. 来到瑜伽垫上，进入十字瑜伽枕仰卧式（图 5），保持这个体式 6 分钟。

6. 进入瑜伽椅抬腿式（图 6），保持这个体式 10 分钟。

7. 以摊尸式结束这个序列（图 7），保持这个体式 15 分钟。如果想要实现深度放松，可以使用眼枕。

时长： 1 小时

所需辅具：

- 瑜伽垫；
- 2 把椅子；
- 2 个瑜伽枕；
- 2 块瑜伽砖；
- 2 条瑜伽毯（分别叠成长方形和方块形）；
- 1 个眼枕（可选）。

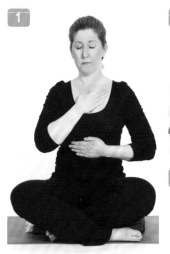

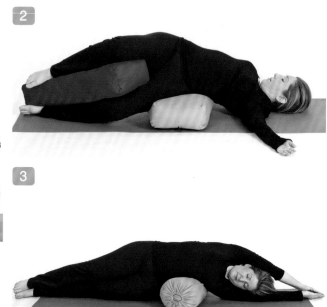

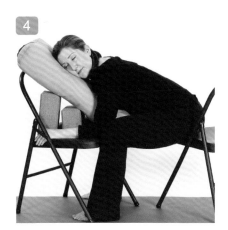

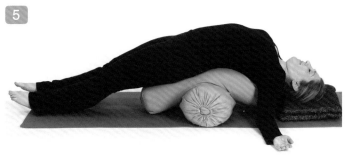

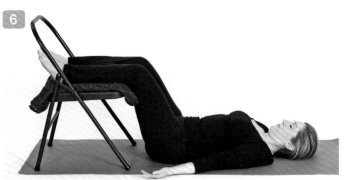

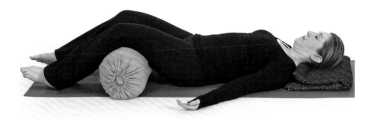

针对女性生理问题的序列

    女性在更年期往往会出现身体不适、情绪波动等，孕期也会出现一系列不适和活动受限，处于这两个阶段的女性更应尝试修复瑜伽。一般来说，修复瑜伽可以调节激素水平，本节的序列可能会对女性带来很大帮助。这些序列包含一些能使人平静的练习，使女性在这些充满挑战的时期身体得到休息和放松。好好练习，享受其中吧！

更年期

时长：30 分钟

所需辅具：

- 瑜伽垫；
- 2 块瑜伽砖；
- 2 个瑜伽枕；
- 2 条瑜伽毯（分别叠成长卷、长方形和头靠枕形）；
- 1 个眼枕（可选）。

更年期对女性来说是一个艰难的时期。体重增加、情绪起伏、健忘、盗汗、燥热等症状容易使女性对自己产生厌恶感，而修复瑜伽可以帮助女性降低体温。身心越放松，体温越可能降低。修复瑜伽还能调节神经系统、抑制兴奋。许多女性都已经发现，修复瑜伽确实是特别适合更年期的运动之一。

短序列

做法

1. 舒适地坐下，用清凉呼吸法（见第 41 页）进行呼吸练习（图 1）。专注于当下，练习 1 分钟，使体温降低。

2. 做三轮肩部拉伸（图 2a~2f），放松上半身。

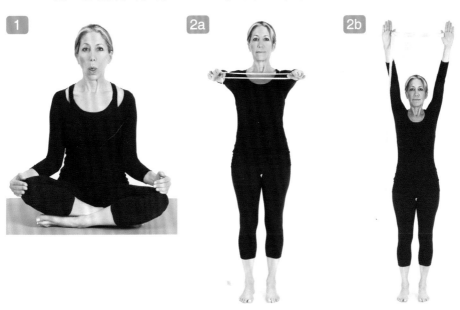

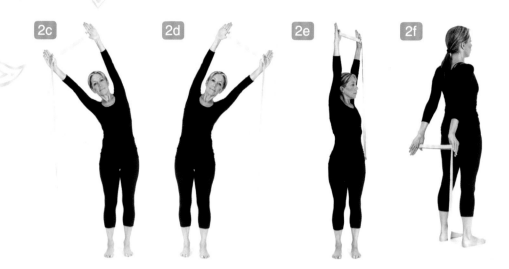

3. 仰卧，进入带辅具的简易桥式（图3a）。在这个体式中，可以使用瑜伽砖支撑身体，保持这个体式5分钟。然后将双脚脚掌相对并在一起，并将双膝向外打开（图3b），保持1分钟。再并拢双腿，抬起臀部，挪开瑜伽砖，将背部放回地面，休息3分钟。

4. 进入仰卧英雄式的体式二（图4），可以根据需要随时添加辅具，保持这个体式6分钟。

5. 进入坐角前屈式（图5），保持这个体式4分钟。

6. 以摊尸式结束这个序列（图6），保持这个体式12分钟。如果想要实现深度放松，可以使用眼枕。

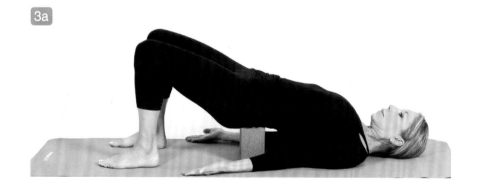

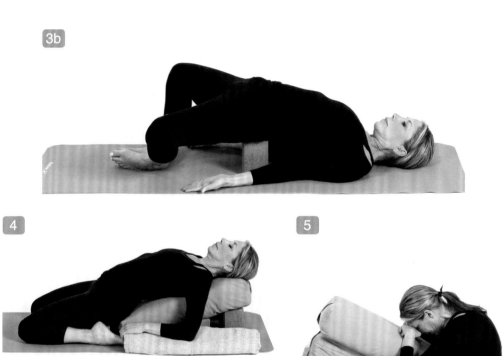

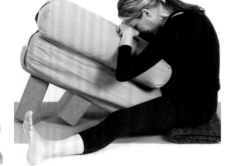

做法

时长：1 小时

所需辅具：

- 瑜伽垫；
- 1 个瑜伽枕；
- 2 块瑜伽砖；
- 3 条瑜伽毯（依次叠成长卷、长条、长方形和头靠枕形）；
- 1 个眼枕（可选）。

1. 舒适地坐下，用清凉呼吸法（见第41页）进行呼吸练习（图1）。专注于当下，练习1分钟，使体温降低。

2. 来到墙边，进入靠墙倒箭式（图2），保持这个体式10分钟。

3. 进入腹部朝下扭转式（图3），每侧保持3分钟。

4. 进入有支撑的仰卧束角式的体式五（图4），保持这个体式12分钟。

5. 进入婴儿式的体式一（图5）。先将头转向一侧，保持5分钟；再将头转向另一侧，保持5分钟。

6. 以摊尸式结束这个序列（图6），保持这个体式15分钟。如果想要实现深度放松，可以使用眼枕。

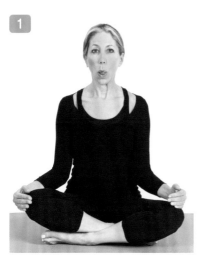

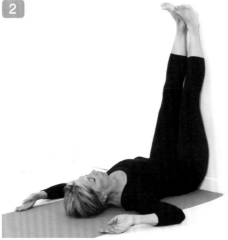

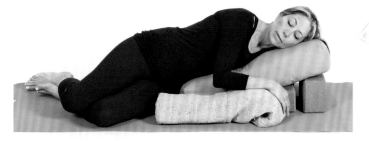

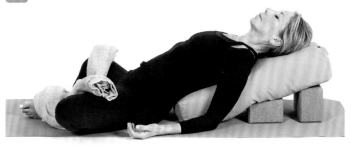

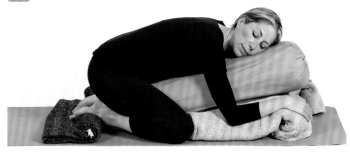

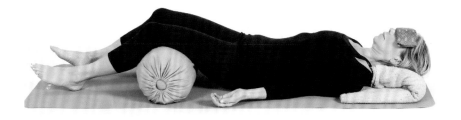

孕期

时长： 30 分钟

所需辅具：

- 瑜伽垫；
- 1 把椅子；
- 3 个瑜伽枕；
- 2 块瑜伽砖；
- 3 条瑜伽毯（依次叠成方块形、长卷和长方形）。

修复瑜伽对孕妇有很多益处。孕妇虽然可以练习瑜伽，但是在孕期最后 3 个月，一些体式可能难以完成。动态瑜伽的扭转体式和倒立体式，无论怀孕几个月都不建议练习。而修复瑜伽非常柔和，适合孕妇练习，且能减少孕期不适、保持孕期健康。修复瑜伽本身是一种借助辅具的瑜伽，因此孕妇练习时会感觉放松，并从中获益。以下序列专为孕妇设计，适用于孕期各个阶段。确保在练习之前准备足够的辅具，以便需要时为腹部和背部提供更多的支撑。

短序列

做法

1. 来到墙边，进入手触墙下犬式（图 1），保持这个体式 2 分钟。

2. 进入手触墙半三角前屈式（图 2），每侧保持 1 分钟。

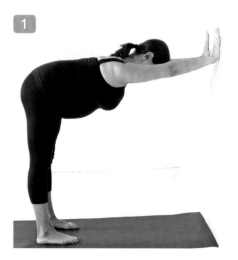

3. 进入借助椅子的前屈式的体式一（图 3），保持这个体式 3 分钟。交换双腿位置，再保持 3 分钟。

4. 进入有支撑的仰卧束角式的体式四（图 4），保持这个体式 10 分钟。

5. 以侧卧（左侧卧）摊尸式结

束这个体式（图5），保持这个体式10分钟。你可以根据需要添加辅具，以感觉舒适为准。

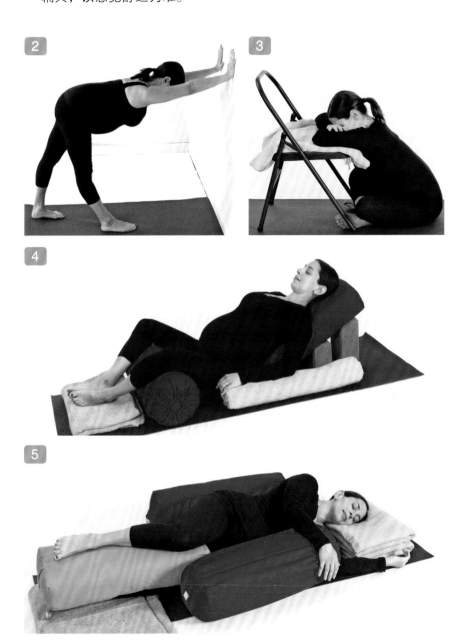

长序列

做法

时长：1 小时

所需辅具：

- 瑜伽垫；
- 3 个瑜伽枕；
- 3 条瑜伽毯（分别叠成方块形、头靠枕形和小方块形）；
- 2 把椅子；
- 2~4 块瑜伽砖。

1. 将双手放于腹部，并将注意力集中在呼吸上（图1），保持几分钟。这时可以用觉知呼吸法（见第35页）进行呼吸练习，或者只专注于呼吸。

2. 来到墙边，进入手触墙下犬式（图2）。保持这个体式2分钟。

3. 进入手触墙半三角前屈式（图3），每侧保持1分钟。

4. 进入腹部朝下扭转式（图4），每侧保持3分钟。

5. 来到借助瑜伽枕的抬腿式（图5a）或瑜伽椅船式（图5b）。你如果想练习借助瑜伽枕的抬腿式，需要用一个倾斜摆放的瑜伽枕支撑背部，用一个倾斜摆放的瑜伽枕支撑双腿。保持这个体式10分钟。

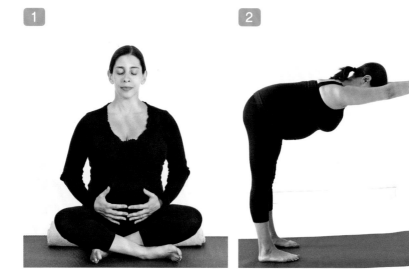

1

2

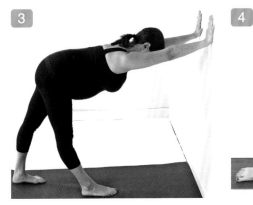

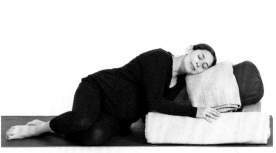

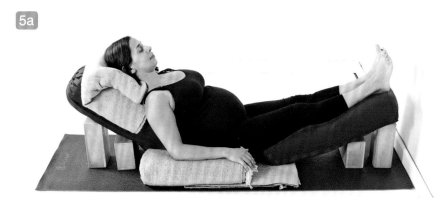

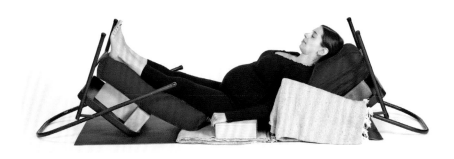

6. 进入婴儿式的体式一（图6），保持这个体式10分钟。

7. 进入有支撑的仰卧束角式的体式四（图7），保持这个体式10分钟。

8. 以侧卧（左侧卧）摊尸式结束这个序列（图8），保持这个体式10分钟。你可以根据需要添加辅具，以感觉舒适为准。

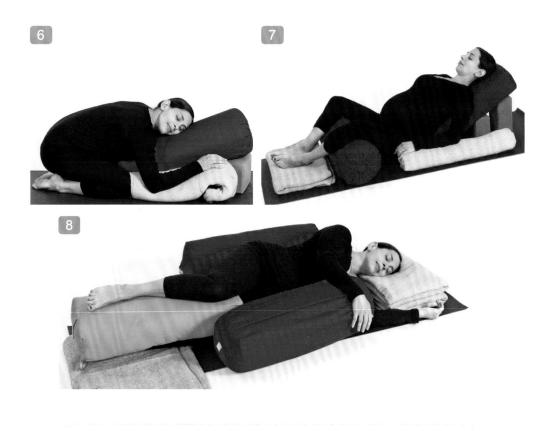

瑜伽小贴士

孕期超过3个月宜左侧卧。

避免过度伸展身体。

在做所有的呼吸练习时都不要屏气。

针对其他健康问题的序列

当人体失衡时，人就容易生病。无论是失眠还是癌症，只要身体没有得到放松，就可能出现某些症状。修复瑜伽练习序列不仅有助于缓解这些症状，还有助于预防疾病。

失眠

时长： 30 分钟

所需辅具：

- 瑜伽垫；
- 1 个瑜伽枕；
- 1 个沙袋；
- 1 条瑜伽毯（叠成长方形，可选）；
- 1 个眼枕（可选）。

你是不是经常入睡困难或容易惊醒？失眠会导致各种健康问题，包括慢性疼痛、更年期症状、抑郁、焦虑、胃灼烧等。引发失眠的原因很多，但压力是主要原因之一。修复瑜伽能有效缓解失眠，放松神经系统，促进身体恢复平静。以下序列通过呼吸练习，引导你专注于身体，并利用沙袋的重量使你在躺下时充分放松。练习过程中，如果感觉哪个体式过于困难，可以放弃这个体式。

短序列

做法

1. 用喉呼吸法的第一种方式（见第 38 页）进行呼吸练习（图 1），使大脑运行慢下来。这是一种呼吸声音"很大"的呼吸法，通过收缩喉咙的方式，使自己听到呼吸声。练习 2 分钟。

2. 将一个瑜伽枕放在垫子上，进入头抵瑜伽砖或瑜伽枕下犬式（图 2），这时需要使用瑜伽枕。保持这个体式 2 分钟。

3. 进入侧卧伸展式，每侧保持 3 分钟。使身体在瑜伽枕上彻底放松，用下方的手臂支撑头部（图 3）。

4. 将瑜伽枕放在髋部下方，俯卧使腹部在瑜伽枕上彻底放松（图 4），保持这个体式 3 分钟。

5. 身体向后，回到婴儿式的体式一。在这个体式中，可将一个沙袋放在背部（图 5），感受背部沙袋的重量，保持这个体式 7 分钟。

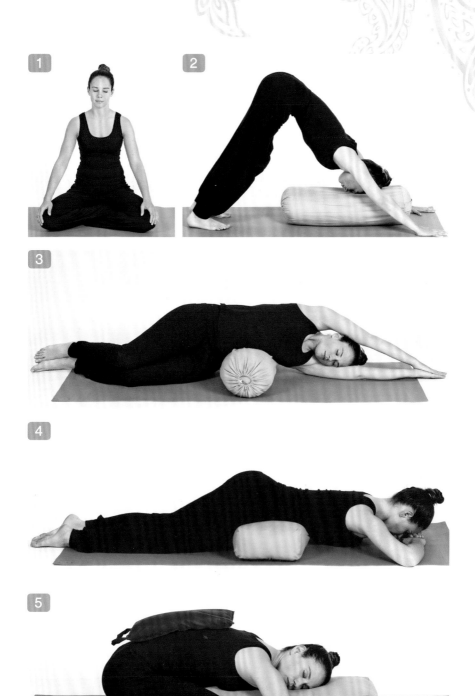

6. 以摊尸式结束这个序列。将一个沙袋放在胸腹部（图6），感受胸部
   沙袋的重量，保持这个体式10分钟。如果想要实现深度放松，可以
   使用眼枕或瑜伽毯。

6

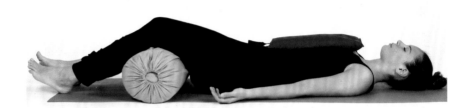

瑜伽小贴士

　　在阿育吠陀理念中，一天被体内的生物钟划分为不同的时段。
根据某个时段占主导地位的督夏能量，某段时间最适合进食，某
段时间最适合思考，某段时间最适合锻炼，某段时间最适合休息。
根据阿育吠陀智慧，22：00至凌晨2：00是睡眠的最佳时间。在
这段时间内，"皮塔"能量可以帮助你"消化"一天积累的思绪。
凌晨2：00至早上6：00由"瓦塔"能量占主导，有助于排除消
化过程的副产品。在以上时间段内，保持睡眠有助于维持体内生
物钟的正常运转。

长序列

做法

1. 用喉呼吸法的第二种方式（见第 39 页）进行呼吸练习（图 1），几分钟后调节呼吸，延长呼气时长。
2. 进入头抵瑜伽砖或瑜伽枕下犬式（图 2）。这个体式需要使用瑜伽枕。保持这个体式 2 分钟。
3. 屈膝进入婴儿式的体式一（图 3），保持这个体式 8 分钟。
4. 起身进入借助椅子的前屈式（图 4）。根据需要使用辅具，支撑臀部和腿部，避免髋部和膝盖出现不适。每侧保持 4 分钟。

时长：1 小时

所需辅具：
- 瑜伽垫；
- 3 个瑜伽枕；
- 2 块瑜伽砖；
- 1 个沙袋；
- 2 条瑜伽毯（叠成方块和长方形）；
- 1 个眼枕（可选）。

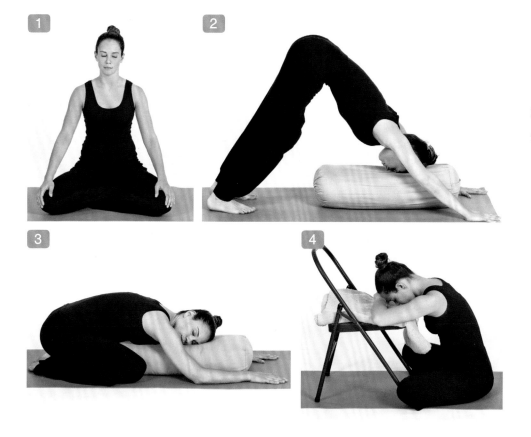

5. 躺在瑜伽枕上，进入有支撑的仰卧束角式的体式一（图5）。如果需要，可在瑜伽枕前端放一条叠成头靠枕形的瑜伽毯，以支撑头部，再用几块瑜伽砖支撑大腿。保持这个体式12分钟。

6. 来到墙边，进入靠墙倒箭式，将一个沙袋放在脚掌上（图6）。保持这个体式10分钟。

7. 以侧卧摊尸式结束这个序列（图7）。根据需要添加辅具，以感觉舒适为准。保持这个体式15分钟。

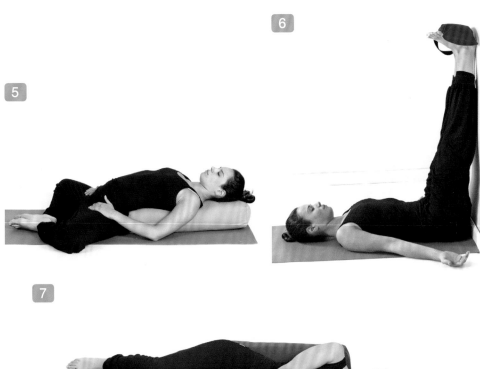

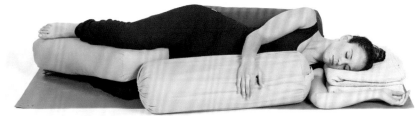

头痛

时长：30 分钟

所需辅具：
- 瑜伽垫；
- 1 个瑜伽枕；
- 1 条伸展带；
- 2 块瑜伽砖；
- 3 条瑜伽毯（分别叠成方形、长卷和头靠枕形）；
- 1 块瑜伽头巾。

头痛可能是由头部和颈部肌肉僵硬引发的，也可能源自过敏反应、鼻窦炎、感冒和流感等。引发头痛的原因非常多，压力可能是原因之一，修复瑜伽恰恰能够缓解压力。想象你的颈部肌肉是一把钳子，当钳子夹紧时，血液就无法顺畅地流向大脑。只有放松颈部和支撑颈部的肌肉，才可以松开夹紧的钳子。以下序列包含的体式和呼吸法有助于你感知身体，释放紧张感，缓解头痛症状。

短序列

做法

1. 以拉伸颈部开始。保持颈部向一侧拉伸（图 1），并进行几次深呼吸。向地板方向伸展手臂，感受颈部的完全放松。

2. 进行肩部拉伸几分钟（图 2a~2f）。

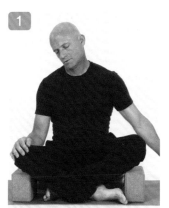
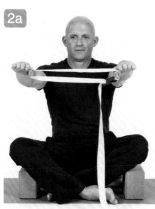
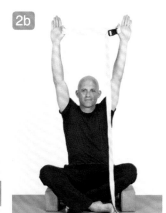

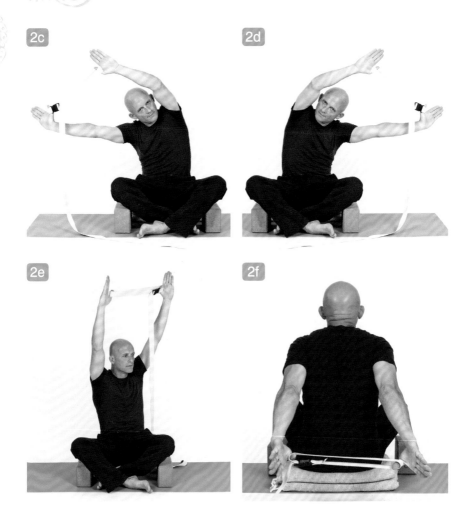

3. 进入有支撑的鱼式，这个体式需要使用瑜伽砖和瑜伽枕支撑身体，并佩戴瑜伽头巾（图3）。保持这个体式10分钟。

4. 进入有支撑的仰卧束角式的体式一。如果感觉拉伸过度，就在腿部下方增加几块瑜伽砖或瑜伽毯，支撑大腿（图4）。保持这个体式4分钟。

5. 以摊尸式结束这个序列，在膝盖下方放一个瑜伽枕（图5）。保持这个体式，用云朵冥想法（见第43页）进行10分钟冥想练习。你会发现，思绪会越来越少。

3

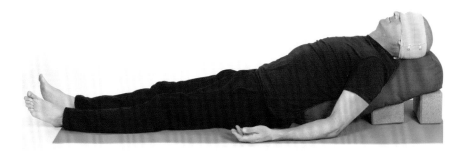

4

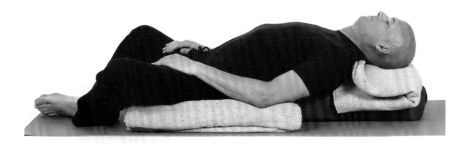

5

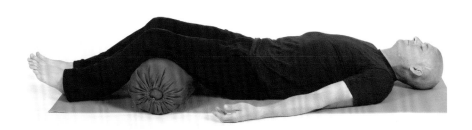

做法

1. 以拉伸颈部开始。保持颈部向一侧拉伸（图 1），并进行几次深呼吸。向地板方向伸展手臂，感受颈部的完全放松。

2. 进行肩部拉伸几分钟（图 2a~2f）。

3. 调整到舒适的坐姿，用屏息呼吸法（见第 37 页）进行练习（图 3）。专注于呼吸，呼气后短暂地屏住呼吸。练习 3 分钟。

4. 来到墙边，进入靠墙倒箭式（图 4），保持这个体式 10 分钟。

5. 身体翻到侧面，调整一下，进入瑜伽椅肩倒立式（图 5）。调整好姿势，保持这个体式 6 分钟。起身之前，先将身体向下滑，直到腰部处于瑜伽枕上，再将双腿放在椅子上。保持这个体式 1 分钟。

时长：1 小时

所需辅具：

- 瑜伽垫；
- 1 条伸展带；
- 1 把椅子；
- 2 个瑜伽枕；
- 1~2 条瑜伽毯（叠成长方形和方块形）；
- 2 块瑜伽砖；
- 1 个眼枕（可选）；
- 1 个沙袋。

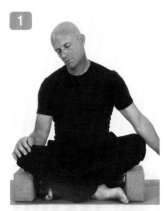
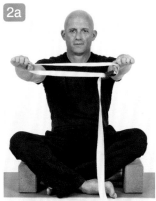
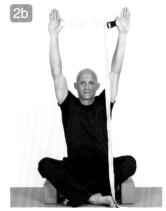

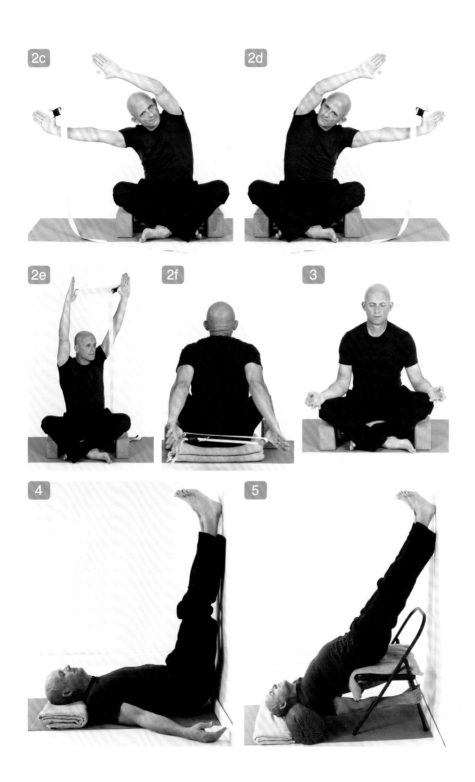

6. 准备好可能用到的瑜伽枕和瑜伽毯，进入仰卧桥式的体式一，使用眼枕实现深度放松（图6）。保持这个体式8分钟。

7. 进入借助椅子的前屈式的体式二（图7），每条腿保持3分钟。如果髋部或膝盖感觉不适，记得用瑜伽毯或瑜伽砖将腿部垫高。

8. 进入腹部朝下扭转式（图8），每侧保持3分钟。可以将头部转向膝盖一侧，或者转向与膝盖相反的方向。切记不能过度，要保持舒适。

9. 以摊尸式结束这个序列。在头部前方放一块瑜伽砖，将沙袋的一头放在瑜伽砖上，另一头放在额头上（图9）。保持这个体式15分钟。

6

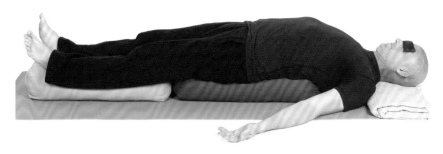

7

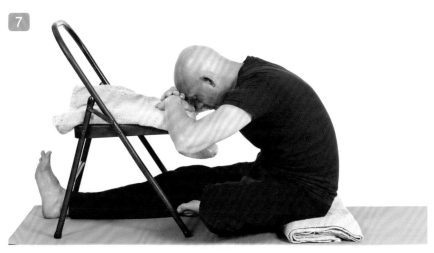

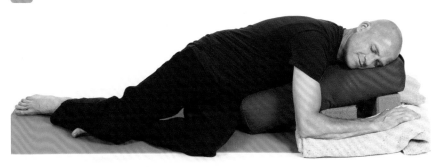

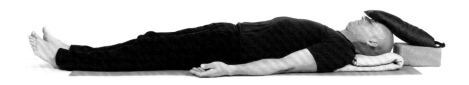

时长：30 分钟

所需辅具：

- 瑜伽垫；
- 1 条伸展带；
- 2 条瑜伽毯（依次叠成长卷、方块形、长方形，对折）；
- 1 把椅子；
- 1 个瑜伽枕；
- 1 个眼枕（可选）。

癌症

药物治疗、手术等压力很容易使癌症患者身心崩溃，不知所措。修复瑜伽的功效之一是帮助他们加深对身体的认知，了解他们不同于常人的身体功能。深化心灵与身体的连接实际上是一种效果惊人的方式，有助于癌症患者重新掌控自身健康。具体来说，修复瑜伽对淋巴系统的影响有助于癌症患者的康复。以下序列有助于对抗疾病，恢复健康。

短序列

做法

1. 用觉知呼吸法（见第 35 页）进行 2 分钟的呼吸练习（图 1），使自己专注于当下。

2. 进行肩部拉伸 4 分钟（图 2a~2f），注意不要过度拉伸。

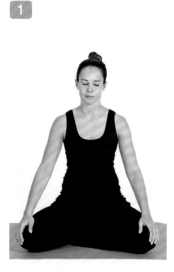
1

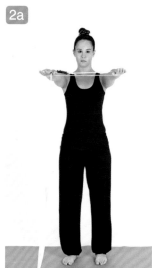
2a

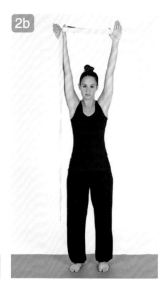
2b

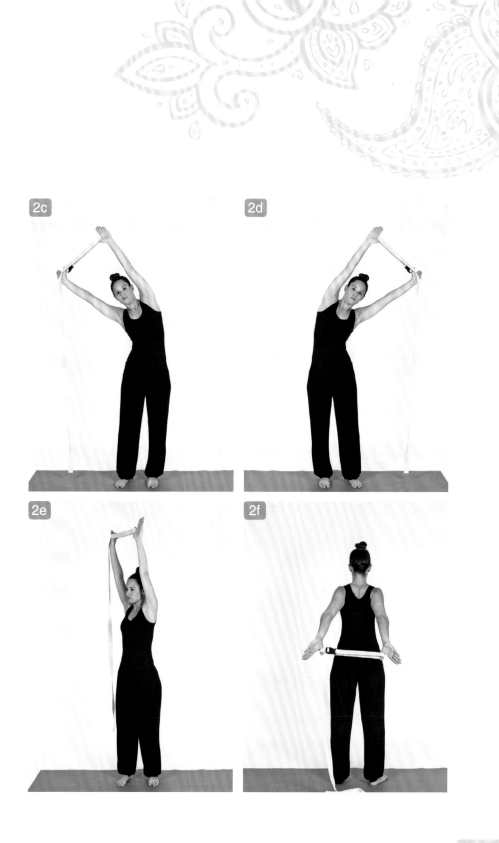

3. 进入利用毛毯卷进行后弯的 3 个体式，每个体式保持 2 分钟（图 3a~3c）。

4. 进入借助椅子的前屈式的体式一（图 4）。每侧保持 3 分钟。

5. 来到墙边，进入靠墙倒箭式。将一个瑜伽枕垫在臀部下方，将一条叠成长方形的瑜伽毯垫在背部下方（图 5），保持这个体式 5 分钟。

6. 以摊尸式结束这个序列，保持这个体式 10 分钟。身上最好盖一条瑜伽毯，并使用眼枕（图 6）。

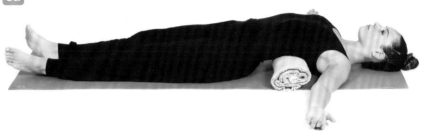

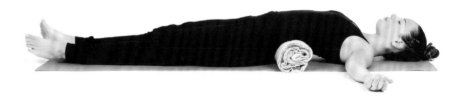

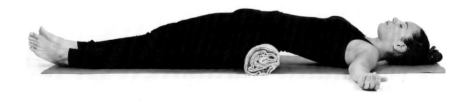

4

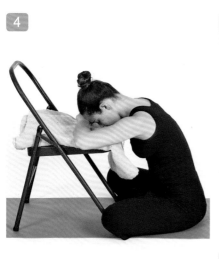

5

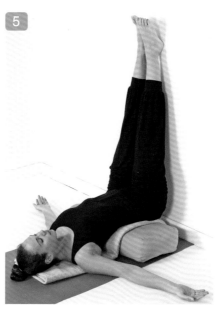

6

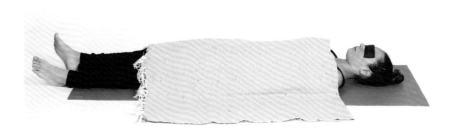

时长：1 小时

所需辅具：

- 瑜伽垫；
- 2 个瑜伽枕；
- 2 把椅子；
- 2~4 条瑜伽毯（对折，叠成头靠枕形、方块形、长方形）；
- 2 块瑜伽砖；
- 1 个眼枕（选用）。

长序列

做法

1. 用觉知呼吸法（见第 35 页）进行呼吸练习。在呼吸的同时，用白光冥想法（见第 45 页）进行 5 分钟冥想练习（图 1）。

2. 进入手触墙半三角前屈式（图 2），保持这个体式 4 分钟。

3. 坐下来进入有支撑的仰卧束角式的体式四。背部下方的瑜伽枕要用两块瑜伽砖支撑起一定角度，膝盖下方也要放一个瑜伽枕，用一条瑜伽毯将身体包裹起来（图 3）。保持这个体式 10 分钟。

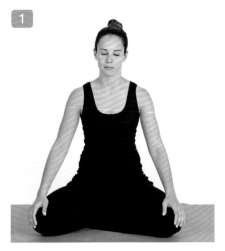

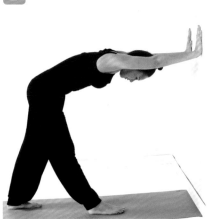

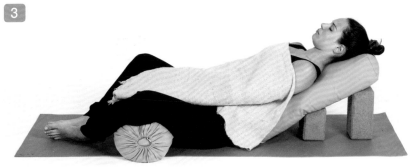

4. 进入心胸打开式（图4）。如果颈部需要支撑，记得使用辅具。保持这个体式10分钟。

5. 进入借助椅子的前屈式的体式一。双腿交叉盘腿（图5），保持3分钟。交换双腿位置，再保持3分钟。

4

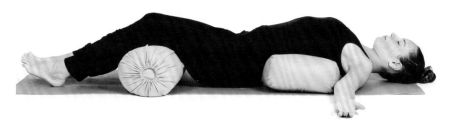

5

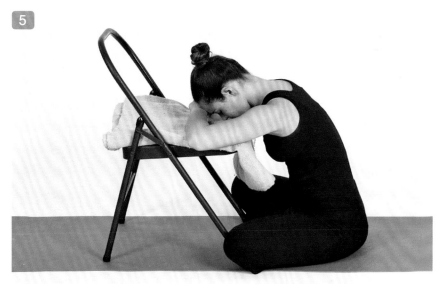

6. 再增加一把椅子，进入瑜伽椅船式（图6），保持这个体式10分钟。

7. 以摊尸式结束这个序列（图7）。在这个体式中，可运用第4章中的瑜伽休息术，专注放松身体的每个部位，保持这个体式15分钟。如果需要，可以盖一条瑜伽毯，并使用眼枕，实现深度放松。

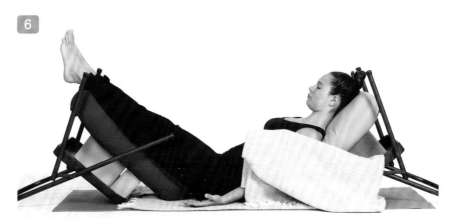

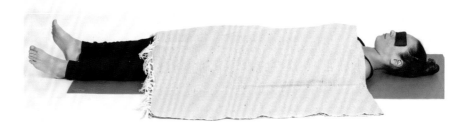

瑜伽小贴士

　　不要锻炼过度。要倾听身体的声音，如果感觉累，就要减少序列中的体式，或缩短每个体式的保持时间。时刻牢记不要使自己感到压力，要使身体放松。此外，术后两周不要进行任何瑜伽体式的练习。

骨质疏松

对于患骨质疏松的人来说，修复瑜伽是最有效的症状缓解方法之一，它能减轻身体的紧张感。众所周知，负重训练一定程度上有助于增加骨密度，延缓骨质疏松。皮质醇水平过高会导致骨密度骤减，因此降低体内皮质醇水平，有助于延缓骨质疏松。以下序列能够缓解身体的紧张感，减少皮质醇的分泌。修复瑜伽还能使骨质疏松的人活动时更加小心谨慎。通常当你更加小心时，就会更关注自己的身体情况和周边环境，降低跌倒和受伤的概率。当然修复瑜伽还为那些不能练习剧烈瑜伽的人提供了新的选择。以下体式都非常温和，需要再次强调的是，不要使自己感到压力，重点是保持放松。

时长：30 分钟

所需辅具：

- 瑜伽垫；
- 2 个瑜伽枕；
- 1 个沙袋；
- 3 条瑜伽毯（依次叠成小方块形、长方形和头靠枕形）；
- 1 个眼枕（可选）。

短序列

做法

1. 以仰卧桥式的体式一开始（图 1），保持这个体式 10 分钟。

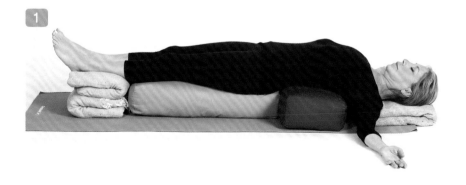

1

2. 进入婴儿式的体式一，可将一个沙袋放在背部（图2）。有时候自己很难将沙袋放对位置，可以请别人帮忙。保持这个体式10分钟。

3. 以摊尸式结束这个序列。可将一个沙袋放在下腹部（图3），保持这个体式10分钟。如果需要，可以盖一条瑜伽毯，并使用眼枕，实现深度放松。

2

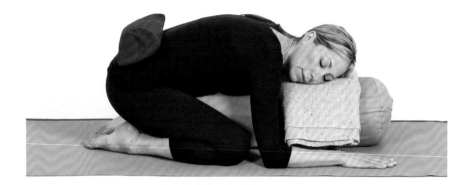

3

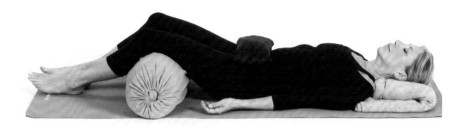

长序列

做法

1. 从手触墙下犬式开始（图1），保持这个体式4分钟。

2. 进入手触墙半三角前屈式（图2），每侧保持2分钟。

3. 来到墙边，进入靠墙倒箭式。将一个沙袋横向放在双脚的脚掌上（图3），保持这个体式10分钟。起身之前，小心将沙袋拿下来，避免过度拉伸。

4. 进入婴儿式的体式一，将一个沙袋放在背部（图4），保持这个体式10分钟。

时长： 1 小时

所需辅具：

- 瑜伽垫；
- 2个瑜伽枕；
- 1个沙袋；
- 2条瑜伽毯（叠成长方形和头靠枕形）；
- 1个眼枕（选用）。

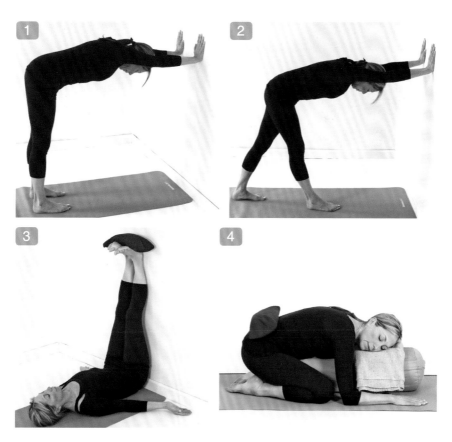

5. 进入侧卧伸展式。使用一个瑜伽枕（图5），每侧保持4分钟。

6. 翻身朝下，进入借助瑜伽枕的俯卧式。将一个瑜伽枕放在髋部下方（图6），保持这个体式8分钟。

7. 以摊尸式结束这个序列。将一个沙袋放在下腹部（图7），保持这个体式15分钟。如果想要实现深度放松，可以使用眼枕。

5

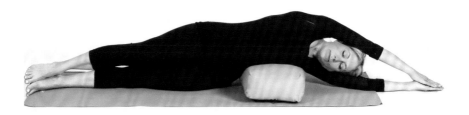

6

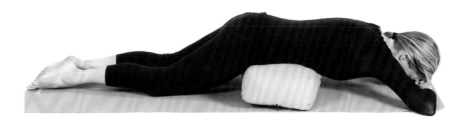

7

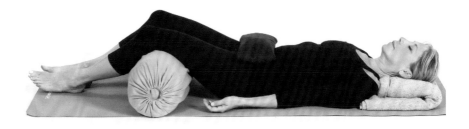

时差综合征

如果你经常乘坐飞机，就会了解航空旅行时出现的诸多身体问题。长时间坐在狭窄的座位上，身体会受到压迫。下飞机后，会出现各种疼痛甚至消化不良症状。除此之外，跨时区旅行还会打乱你的生物钟，严重影响睡眠。修复瑜伽有助于恢复睡眠，缓解身体的紧张感。以下序列重在伸展和打开旅行时身体被挤压的部位，使你感觉放松。你可以在酒店中找一些物品作为练习所需的辅具（必要时可以即兴发挥）。

时长：40分钟

所需辅具：

- 瑜伽垫；
- 1条伸展带；
- 1把椅子；
- 2个瑜伽枕；
- 1条瑜伽毯（叠成方块形）；
- 1个眼枕（可选）。

短序列

做法

1. 以肩部拉伸开始，练习几分钟（图 1a~1f）。对旅行之后肩部放松很有帮助。

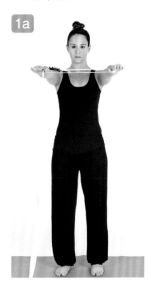
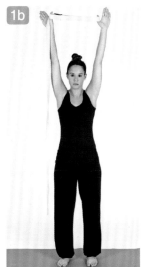
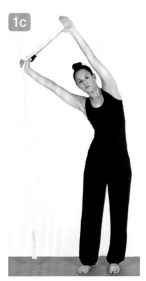

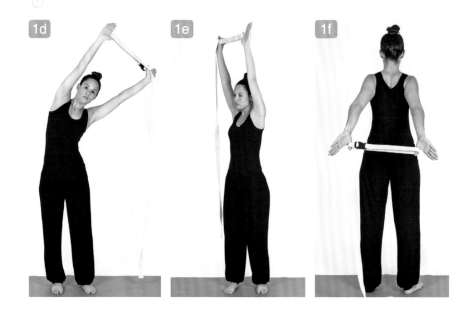

2. 进入借助椅子的前屈式的体式二（图2）。先保持6分钟，交换双腿位置，再保持6分钟。

3. 进入十字瑜伽枕仰卧式（图3），保持这个体式8分钟。

4. 进入瑜伽椅抬腿式，在臀部下方放一个瑜伽枕（图4），保持这个体式10分钟，充分放松髋部和骨盆，释放所有的压力。

5. 以摊尸式结束这个序列（图5），保持这个体式10分钟。

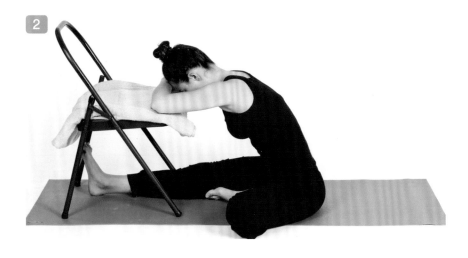

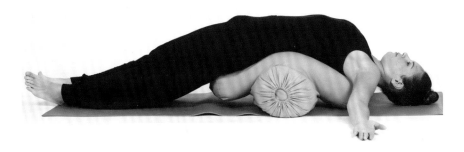

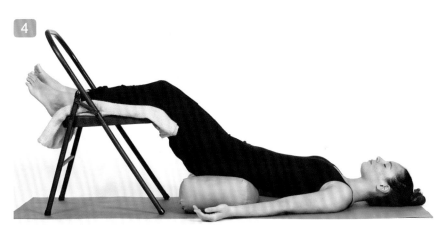

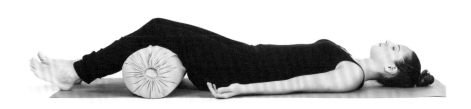

时长：1 小时

所需辅具：

- 瑜伽垫；
- 1 个瑜伽枕；
- 2 条瑜伽毯（叠成手风琴状）；
- 2 块瑜伽砖；
- 1 个沙袋（可选）；
- 1 个眼枕（可选）。

长序列

做法

1. 来到墙边，进入靠墙倒箭式（图 1），保持这个体式 12 分钟。

2. 进入有支撑的仰卧束角式的体式三（图 2），保持这个体式 10 分钟。

3. 进入剪刀腿腹部朝下扭转式（图 3），每侧保持 3 分钟。

4. 进入借助瑜伽枕的鸽子式（图 4），每一侧保持 6 分钟。

5. 进入坐姿扭转式的体式一（图 5），集中注意力深吸气，扭转时充分吐气。每侧扭转至少进行 3 次呼吸。

6. 以摊尸式结束这个序列，保持这个体式 15 分钟。在腹部增加一个沙袋（图 6），使自己感觉更踏实。如果想要实现深度放松，可以使用眼枕。

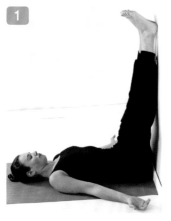

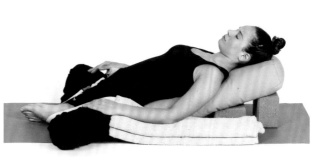

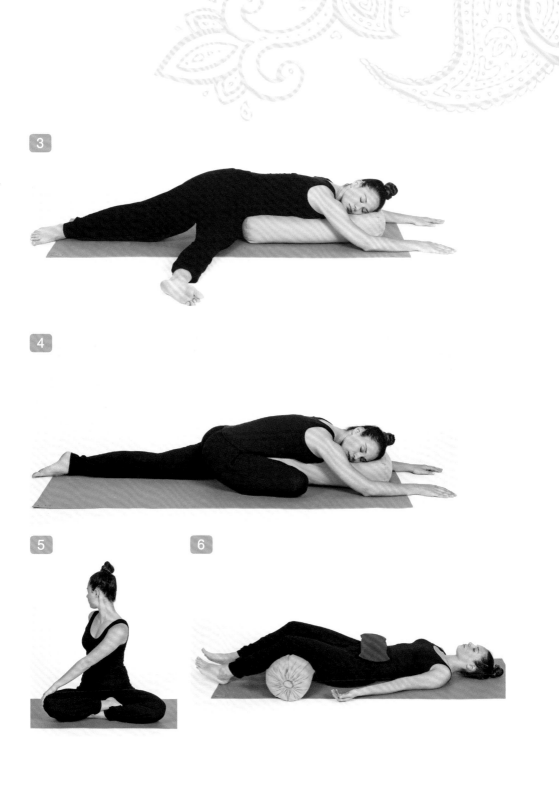

肌肉酸痛

时长：40 分钟

所需辅具：

- 瑜伽垫；
- 1 个瑜伽枕；
- 3 条瑜伽毯（分别叠成头靠枕形和长条形）；
- 2 块瑜伽砖；
- 1 个眼枕（可选）。

每到周末，"假日战士"们会早上 7 点起床跑步，或上动感单车课；下午打一场篮球赛，或者见缝插针地和朋友打一场高尔夫。如果锻炼适度，你的身体确实会保持良好状态；但如果过度锻炼，身体会以某种方式抗议。随着年龄的增长，从过度运动中恢复将变得越来越难，甚至一直到下一周，还会感觉肌肉酸痛。修复瑜伽能够使疲劳、酸痛的肌肉恢复活力，帮助你继续"战斗"。下面的修复瑜伽短序列建议在工作日练习，长序列就留到周末练习吧。

短序列

做法

1. 以有支撑的仰卧束角式的体式五开始（图 1），保持这个体式 10 分钟。

2. 来到墙边，进入靠墙倒箭式（图 2），保持这个体式 10 分钟，体验血液流回双腿的感觉。

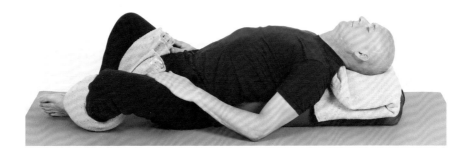

3. 进入婴儿式的体式一（图3），保持这个体式6分钟。

4. 进入腹部朝下扭转式（图4），每侧保持3分钟。

5. 以摊尸式结束这个序列，在膝盖下方放一个瑜伽枕（图5），保持这个体式10分钟。如果想要实现深度放松，可以使用眼枕。

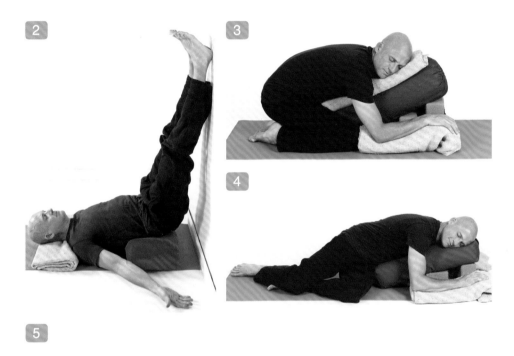

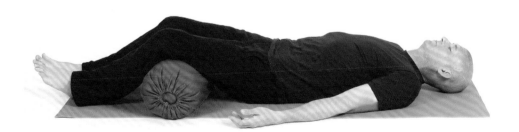

时长：1小时

所需辅具：

- 瑜伽垫；
- 1条伸展带；
- 3条瑜伽毯（分别叠成长方形、长卷和头靠枕形）；
- 2个瑜伽枕；
- 2块瑜伽砖；
- 1个眼枕（可选）。

长序列

做法

1. 以脚抵墙猫 / 牛式开始（图 1a/1b），牛式时吸气，猫式时呼气。练习约 2 分钟。

2. 进入仰卧手抓脚式。将一条腿伸直抬起，先向外打开，再倒向身体另一侧，每个动作各保持 1 分钟（图 2a~2c）。换另一条腿，重复以上步骤。

3. 坐起来，进行肩部拉伸，每种拉伸方式练习一轮（图 3a~3f）。

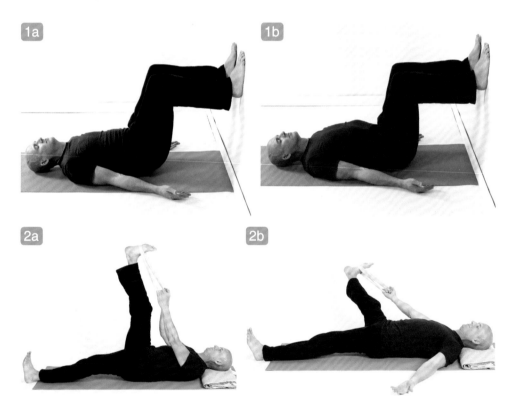

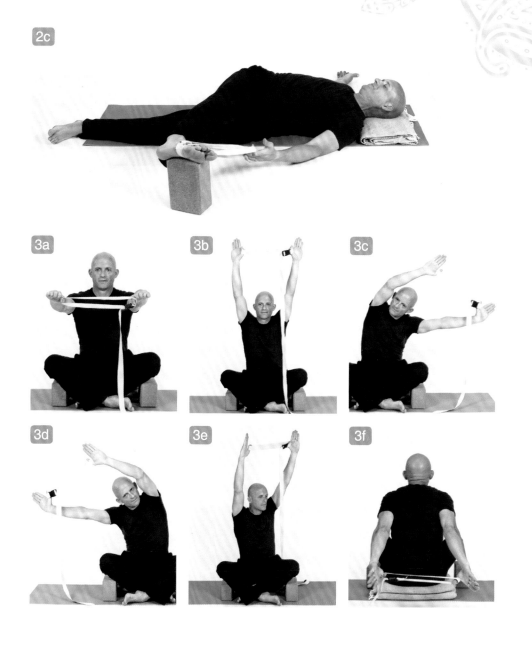

4. 进入利用毛毯卷进行后弯的 3 个体式，每个体式保持 2 分钟（图 4a~4c）。

5. 进入辅助束角式的体式一，在双腿下方垫一条卷好的瑜伽毯，头部下方垫一条叠成头靠枕形的瑜伽毯（图 5）。保持这个体式 10 分钟。

6. 进入腹部扭转式（图 6），每一侧保持 3 分钟。

7. 进入坐角前屈式（图 7），保持这个体式 6 分钟。根据需要添加辅具，以感觉舒适为准。

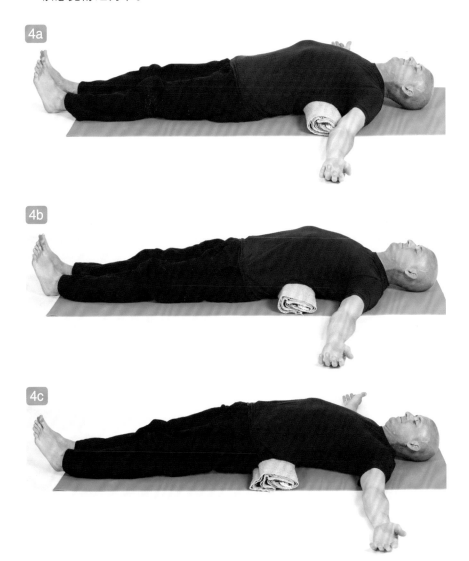

4a

4b

4c

8. 来到墙边，进入靠墙倒箭式（图8），保持这个体式10分钟。

9. 以摊尸式结束这个序列。如果周末运动过度，可以在双腿下方放一个瑜伽枕，并用一条伸展带套住双腿（图9），使腿部有足够的支撑，保持这个体式10分钟。如果想要实现深度放松，可以使用眼枕。

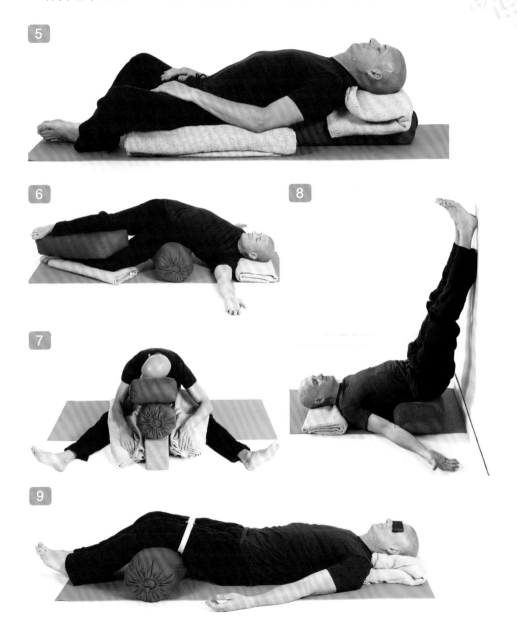

瘦身

时长：30 分钟

所需辅具：
- 瑜伽垫；
- 2 条瑜伽毯（分别叠成长卷和方块形）；
- 1 把椅子；
- 1 个眼枕（可选）。

在这个快节奏的社会，越来越多的人成了压力的牺牲品，而且变得越来越胖。当我们备感压力且神经紧张时，控制"战或逃"反应的交感神经系统会发生复杂变化，促使身体分泌应激激素而快速吸收能量，导致食欲大增。就算你其实并不饿或者不需要进食，也会开始吃东西。修复瑜伽有助于减重、减轻压力，重新平衡体内的激素水平。通常修复瑜伽还可以培养正念，帮助你控制选择、抑制食欲。以下序列重在减轻压力、激活消化系统功能，而且无论体质如何每个人都可以练习。

短序列

做法

1. 用屏息呼吸法（见第 37 页）进行 5 分钟呼吸练习（图 1）。

2. 进入利用毛毯卷进行后弯的 3 个体式，每个体式保持 2 分钟（图 2a~2c）。

1

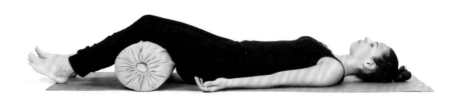

2a

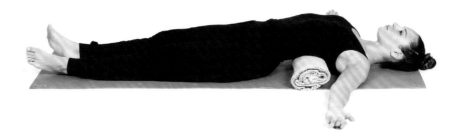

2b

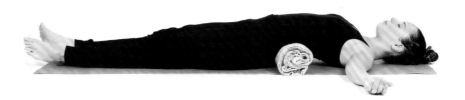

2c

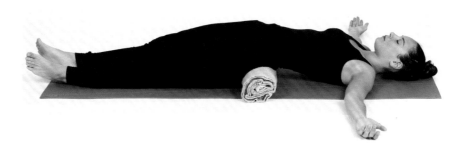

3. 进入借助椅子的前屈式的体式一（图3），每侧保持6分钟。

4. 进入瑜伽椅抬腿式（图4），保持这个体式12分钟。

5. 以摊尸式结束这个序列（图5），如果想要实现深度放松，可以使用眼枕。

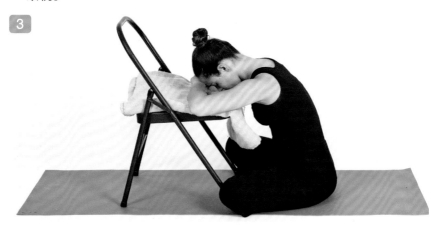

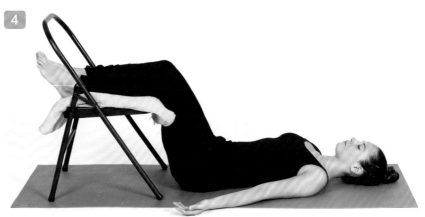

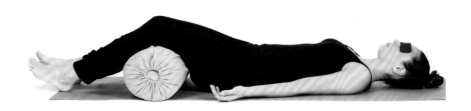

做法

1. 用屏息呼吸法（见第37页）进行5分钟呼吸练习（图1）。

2. 进入手触墙半三角前屈式（图2），每侧保持2分钟。

时长：1小时

所需辅具：

- 瑜伽垫；
- 1条瑜伽毯（叠成头靠枕形）；
- 2个瑜伽枕；
- 1个眼枕（可选）。

1

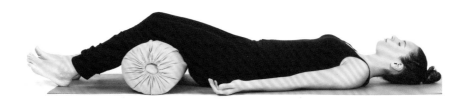

2

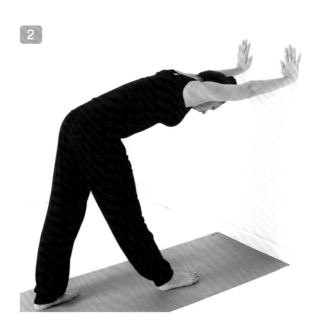

3. 进入有支撑的鱼式（图3），保持这个体式8分钟。

4. 进入借助瑜伽枕的腹部朝下扭转式（图4），每侧保持3分钟。

5. 来到墙边，进入靠墙倒箭式（图5），保持这个体式10分钟。

6. 以侧卧摊尸式结束这个序列（图6），保持这个体式15分钟。如果想要实现深度放松，可以使用眼枕。

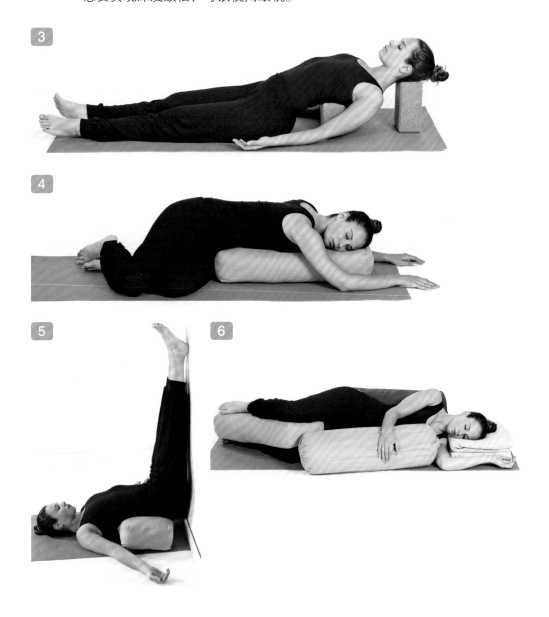

后　记

接下来该做什么

"你的身体比灵魂更有智慧。"

——德国哲学家　尼采（Nietzsche）

你已经了解了以上体式和序列，明白了应该怎么练习，并了解了修复瑜伽的内涵。那么接下来该做些什么呢？

如果你只是想在生活中体验修复瑜伽，自己编排序列可能会比较吃力，但这依然是一件自己就可以完成的事。我希望你练习体式和序列一段时间之后，能够发现某些与自己的身心相契合的体式，并将这些体式组合起来，创造出能进一步激发自己潜能的序列。

以下建议可以帮助你探索属于自己的序列。

- 从感觉舒适的体式开始。
- 不仅是在练习中，练习后仍然能使你感觉舒适。
- 如果没有特定的练习目标，只是想感觉舒适，可以包含如下体式。

一个后弯体式；

一个扭转体式；

一个前屈体式；

一个倒置体式；

摊尸式。

- 从每个类别中选择一个体式进行练习，这样不容易出问题。

- 借助辅具。根据需要尽量多地使用辅具。从基础辅具开始，逐渐增加。

- 一旦感觉不适，请立刻停止，并做出相应的调整。因为如果感觉不适，你就不会真正放松。每个体式都要根据个人需求随时变化，有时需要较少的辅具，有时需要较多的辅具。有时你的自身条件可能不适合某个特定的体式。在这种情况下，你可以在同类别中选择其他使你感觉舒适的体式。感觉舒适是修复瑜伽最重要的特点。

- 保持一个体式足够久，才能得到充分的放松。

简而言之，从前文中挑选你喜欢的体式，调整、编排成序列，尽可能多地练习吧！

瑜伽智慧

只有持续地练习并执着地追求平衡，才能真正实现身心的最佳状态。

致　谢

　　现在我几乎已经想不起生命中那段艰难的时光了，那时的我曾经孤独无助，被生活牵着走。

　　我非常感谢我的父亲，他告诉我要做自己喜欢的事。他一直是最棒的父亲，是我的向导和老师，我无法用语言表达对他的爱与崇敬。

　　感谢我的丈夫史蒂文，他是我生命的基石，我的支持者、知己和最好的朋友。如果没有他的支持，我不会有现在的生活状态。史蒂文：生命中有你相伴，我是如此幸运，永远爱你。

　　我的瑜伽之路源于几年前蒂姆·艾特肯对我的鼓励，他是一位非常出色的治疗师。他曾说，总有一天我会写出一本书。于是，我付诸实践了，而且这一路上我得到了太多人的鼓励。

　　我刚开始练习瑜伽的老师们——艾伦·芬吉、珍妮斯·凡翠丝卡、德鲁·肯恩和乔安娜·肯恩，因为认识了他们，我的生命火焰被点亮，为这项不可思议的工作坚持不懈地努力。艾米莉·巴顿是第一个向我介绍修复瑜伽的人。朱迪斯·拉萨特教给了我很多知识，使我成为一位瑜伽老师，让我在练习中培养瑜伽智慧并分享给他人。寇拉·温也教会了我很多，我相信未来还会教我更多，她的友谊是一份珍贵的馈赠。珍·埃伦弗，她加深了我对艾扬格瑜伽的认知，她亦师亦友，无私地将知识分享给了我。加布里埃·哈尔彭和科菲·布西亚，他们对知识的渴望以及分享知识的热诚让我感动，我将永远感谢他们。玛莎·温妮，感谢她教我学习儿童瑜伽，她一直是我的榜样，使我更了解自己，并教导我成为善良的人。

感谢我的"Om Sweet Om"大家庭。感谢我的学生、老师和同事，没有他们，就不会有本书的出版。感谢我的私教会员，他们丰富了我作为一名老师的生活，促使我创作本书，帮助其他人自主学习。真希望可以列出所有人的名字，他们永远在我的心中。

艾丽卡·法扎利、莱欧娜·吉姆、艾许莉·卡普兰、大卫·欧塔维诺、艾伦·艾德曼、艾莲娜·里特、史蒂文·戈斯曼、利兹·拉查，没有他们，我也不可能完成这本书，感谢他们抽出时间为书中的体式做示范。

感谢朵拉·杜莎绘制精美的脉轮图，为本书的体式介绍配上了精美的图示。感谢她的精神支持以及卓越的才华。

感谢我的姐妹蕾丝丽·卡翰，她一直全力支持着我。感谢这段历程中支持我的所有家人和朋友。太多的名字要被提及，我深怕会遗漏。感谢我的每一位朋友。

艾利克斯和丹尼尔：谢谢你们，我的孩子们，你们一直了解我对知识的渴望，并愿意与别人分享；是你们让我充满了爱。

最后，感谢大卫·诺斯鼓励我完成了本书的写作。感谢出版社的专业团队实现了本书的出版。还有布兰妮，没有她的帮助，这本书也不会问世。

鸣　谢

感谢国际顶级瑜伽装备品牌 Manduka 的支持

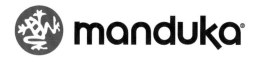

Made for Yoga

　　Manduka，全球备受尊敬的瑜伽品牌，成立于 1997 年，是巴利语"青蛙"的意思。从一张"传奇黑垫"开始，Manduka 将科技元素和极致品质融入瑜伽体验，致力于为全球瑜伽爱好者带来更优质的瑜伽装备产品。产品现已从瑜伽垫扩展至全系列瑜伽装备，多场景多功能瑜伽垫、瑜伽铺巾、瑜伽辅具、瑜伽服装等。

　　"Made for Yoga"是 Manduka 的信念。Manduka 认为，每一个人都能够从瑜伽的练习中获益（Everyone is "Made for Yoga"）。Manduka 积极倡导瑜伽、冥想的练习，鼓励并提升全球瑜伽练习能量。

　　修复瑜伽正是适合每个人的练习方式，是能量修复的极佳方式。Manduka 瑜伽辅具提供专业支撑、舒适缓冲，让所有人在修复瑜伽的练习中，身体得到安全稳定的支持，内心全然安住在当下，获得沉浸式练习与修复体验。

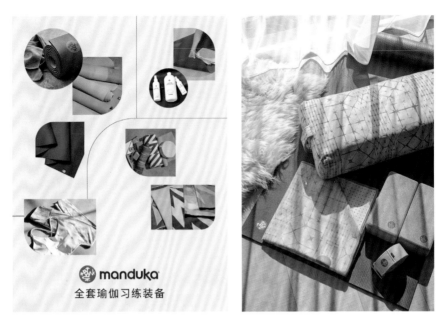

manduka®
全套瑜伽习练装备

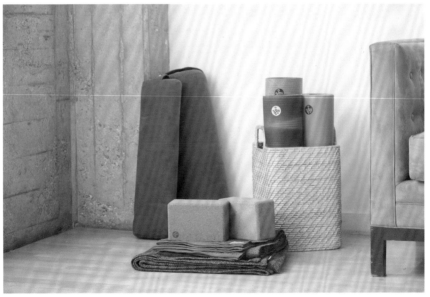